NETI

Secretos curativos de Yoga y Ayurveda

Dr. David Frawley

AVISO IMPORTANTE

Este libro no tiene como finalidad tratar, diagnosticar o prescribir. La información aquí contenida no debe considerarse de ninguna manera como sustituto de su propia orientación interna o de una consulta con un profesional de la salud debidamente licenciado.

Editor (versión en español): Santiago Suárez Rubio
Corrección de estilo: Carlos David Contreras
Ilustración de la caratula: Nathalie Cerón Plata

Primera edición en inglés, 2005
Primera edición en español, 2013

Traducción al español de "Neti: Healing Secrets of Yoga and Ayurveda" publicado originalmente por Lotus Press
(PO Box 315, Twin Lakes, WI, USA)

Impreso en EE.UU.

ISBN   978-1478282167

Traducido y publicado en español por:
Ayurmed
www.Ayurmed.org   libros@ayurmed.org

Contenido

Prefacio a la versión en español.................................. 1
Prefacio.. 3

Parte I – La vasija neti y cómo utilizarla................... **5**

   1. La vasija neti y la práctica de la irrigación nasal...... 7

   2. Introducción al Yoga... 17

   3. Introducción al Ayurveda.. 23

   4. *Prana* y la sanación pránica.................................... 29

   5. Cómo utilizar la vasija neti 37

Parte II – Aplicación avanzada de la vasija neti........... **53**

   6. Neti y las prácticas de Yoga....................................55

   7. Neti y las terapias de ayurvédicas........................... 65

   8. Neti y el manejo de condiciones específicas............. 83

Parte III – Apéndice y recursos.............................. **93**

   9. Glosario 95

   10. Bibliografía..97

   11. Información del autor.. 99

   12. Notas al pie.. 101

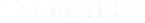

Prefacio a la versión en español

Yoga y Ayurveda son dos ciencias hermanas y juntas nos guían en el camino hacia la armonía a nivel físico, mental, emocional y espiritual. Nacidas en la India hace más de 5000 años, ambas continúan siendo aplicables a nuestra vida actual en Occidente.

La práctica milenaria de *neti* es una técnica que limpia físicamente las fosas nasales. Si consideramos nuestra sociedad actual, donde estamos rodeados de contaminación, esta práctica tiene efectos profundos en el sistema respiratorio y en la salud en general. Aun así, la sabiduría védica nos enseña que esta práctica favorece el equilibrio emocional y energético, y apoya el crecimiento espiritual.

Un gran maestro de Yoga de la India, Swami Sivananda, dijo una vez: "una onza de práctica es mejor que una tonelada de teoría". Los invito a tomar esa invitación seriamente y aplicar los principios de Yoga y Ayurveda en sus vidas, empezando por esta sorprendente técnica de *neti*. Que el sanador divino, que está dentro de cada uno de ustedes, ilumine sus mentes y sus corazones en este camino de la autosanación.

Namaste,

Santiago Suárez Rubio, B.A., C.A.S.
Editor de la versión en español

Prefacio

Hoy en día, se pueden encontrar clases de Yoga en casi todas las comunidades de América. Estas son parte de una búsqueda general por mejorar la salud, la vitalidad y la conciencia y rápidamente se están convirtiendo en una parte importante de nuestra cultura. Junto con esta búsqueda por un mayor bienestar existe una exploración de diversos métodos de desintoxicación y limpieza interna. No podemos esperar a sentirnos mejor cuando nuestros cuerpos están obstruidos con contaminantes y agentes patógenos que pueden causar la enfermedad. La limpieza interna es probablemente el primer paso hacia una vida más sana, que no solo incluye las medidas especiales de desintoxicación de carácter clínico, pero prácticas de higiene diarias que todo el mundo puede hacer.

En este sentido, la tradición del Yoga nos ofrece una herramienta importante de autosanación: un instrumento especial llamado "vasija neti" y un proceso de limpieza de las fosas nasales o irrigación de la nariz para la cual se utiliza. El uso de este instrumento no solo es común en practicantes de Yoga, sino que se extiende a toda la comunidad de salud natural junto con el uso de hierbas, masajes y otras terapias alternativas. Sin embargo, hasta ahora no hay un solo libro que explique esta herramienta tan importante para la salud, que instruya cómo usarla en la rutina diaria y sus aplicaciones para el tratamiento específico de alguna enfermedad.

Este pequeño libro ha surgido para llenar esta necesidad. Su propósito es dual. El primero es introducir la vasija neti y su uso para todo el mundo en un nivel básico de higiene diaria. Esta sección proporcionará a toda persona nueva a este antiguo método de la irrigación nasal instrucciones sencillas para su uso regular.

El segundo es introducir el uso avanzado terapéutico de la vasija neti, mostrando cómo se utiliza junto con hierbas y aceites, y como, en conjunto con otros métodos de curación, se tratan tipos de constitución específicos (mente-cuerpo) y enfermedades particulares. Esta información será especialmente útil para los profesionales de la salud, particularmente para los profesores de Yoga y profesionales de Ayurveda.

El uso general de la vasija neti se describirá tanto en relación con consideraciones ordinarias de salud, como en referencia al sistema de Yoga del cual surgió. El uso terapéutico de la vasija neti, por otra parte, se describirá desde la perspectiva de Ayurveda, el sistema de salud tradicional de la India, o lo que podría llamarse "medicina yóguica". He tratado de presentar los conceptos básicos de Yoga y Ayurveda de modo que incluso un principiante puede comprender su relevancia en el uso de la vasija neti.

Los profesionales ayurvédicos recomiendan frecuentemente la vasija neti, como parte de las consideraciones para un estilo de vida adecuado, tanto para la prevención de la enfermedad como para desarrollar un nivel de energía óptimo. Muchas personas que han ido con un profesional ayurvédico han recibido la recomendación de utilizar la vasija neti por esta razón.

Este libro sobre la vasija neti puede complementarse con otros de mis libros sobre la medicina ayurvédica como *Sanación ayurvédica* y *Yoga y Ayurveda* que exploran el punto de vista ayurvédico de la salud y Yoga, que solo puede ser mencionado brevemente aquí. Para aquellos que deseen información adicional sobre las hierbas que se mencionan en este libro, por favor examinen el libro *Yoga of herbs*, del cual soy coautor. Este contiene una lista de hierbas ayurvédicas y occidentales relevantes y sus usos. Los estudios yóguicos acerca del proceso de la respiración y el pranayama (prácticas yóguicas de respiración) pueden también ser de ayuda. Por favor, consulte a su profesor de Yoga o profesional de Ayurveda para más detalles.

¡Que este libro le ayude a respirar su camino a una vida mejor!

Dr. David Frawley
Autor: Ayurveda y la mente
Santa Fe, Nuevo México

Parte I

La vasija neti y cómo utilizarla

1.

La vasija neti y la práctica de la irrigación nasal

¿Alguna vez ha sufrido al no poder respirar plenamente a través de la nariz y desearía que hubiera una forma sencilla de abrir las fosas nasales?

Tal vez usted ha tratado una solución salina en la nariz para este propósito, utilizando los pequeños frascos de la farmacia que están disponibles para este fin, pero encontró que no eran lo suficientemente fuertes como para producir el efecto deseado.

Existe una manera probada por el tiempo para abrir los senos paranasales de manera eficaz. Esto ocurre por medio del uso de una pequeña vasija que se llena de agua, llamada *vasija neti*. Usted ya no tiene que ser víctima de la congestión de los senos paranasales o cualquier otra alteración del funcionamiento nasal, ni tiene que depender de medicamentos descongestionantes que a menudo tienen muchos efectos secundarios, con el fin de hacer frente a tales problemas.

La vasija neti es una pequeña vasija diseñada específicamente para la limpieza de las fosas nasales, que también podríamos llamar "irrigación nasal". Usted solo tiene que llenar la vasija con agua tibia junto con un poco de sal e introducir la boquilla de la vasija neti en su fosa nasal. A continuación, puede verter a través de su fosa nasal la cantidad de agua que desee o necesite.

La vasija neti se origina del Yoga tradicional de la India, y de su conocimiento milenario de salud y conciencia. El término *neti*, que originalmente significa "guiar", se refiere al agua que guía o lleva nuestra energía a través de las fosas nasales, abriéndolas durante el camino.[1] La vasija neti ha sido utilizada como una ayuda para las prácticas de Yoga, en particular para facilitar la respiración profunda. La vasija neti, sin embargo, no es simplemente un antiguo secreto de salud. Hoy en día es recomendada por muchos naturópatas y doctores modernos, es una herramienta de higiene personal, sencilla pero de eficacia comprobada a través de los años, que cada uno puede utilizar y beneficiarse de esta. Ahora se puede encontrar no solo en los centros de Yoga, sino también en tiendas de alimentos naturales y almacenes de hierbas en muchas localidades de Estados Unidos.

La vasija neti suele ser de cerámica, aunque las vasijas tradicionales hechas de metal también han sido utilizadas. Se parece a un pequeño recipiente para agua utilizado para regar flores y por lo general sostiene menos de una taza de agua. Tiene un tubo pequeño de salida que puede ser insertado cómodamente en los orificios nasales con el fin de verter el agua a través de ellos.

La vasija neti es un dispositivo práctico que se puede llevar consigo incluso al viajar. A mucha gente le gusta tener uno para los viajes y uno para la casa. Se podría decir que la vasija es tan importante para la limpieza de las fosas nasales como el cepillo lo es para la limpieza de los dientes y debe ser parte de la higiene diaria. Después utilizarlo con regularidad, usted sentirá que su rutina de la mañana estaría incompleta sin su uso.

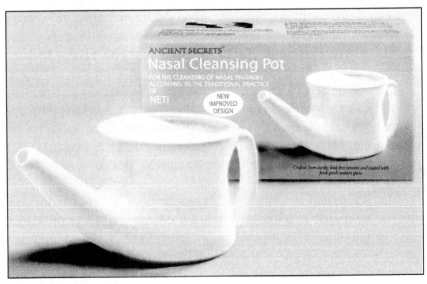

La mala calidad de nuestro aire

Incluso si usted rara vez sufre de sinusitis o problemas nasales, la vasija neti sigue siendo una gran herramienta que debe tener. Nuestros conductos nasales filtran el aire que inhalamos en grandes cantidades en el transcurso del día ¡sin embargo, rara vez es de la mejor calidad para respirar!

La nariz es, tal vez, el órgano más utilizado en el cuerpo. También tiene el contacto más directo con el medio ambiente externo y un sinnúmero de posibles toxinas y sustancias irritantes. La nariz tiene que filtrar polvo, polen y los muchos contaminantes de nuestra vida moderna que no se pueden ver ni oler.

La nariz tiene que tratar con el aire exterior que puede estar demasiado seco o húmedo, o demasiado caliente o frío para el cuerpo. Tiene que adaptarse al clima: ya sea la orilla del mar, el desierto, las montañas u otros hábitats que presentan sus propios desafíos especiales. Debe adaptarse a los muchos cambios climáticos que nos rodean, incluyendo los efectos del viento que pueden ser repentinos y fuertes, sobre todo los cambios estacionales que pueden dar lugar a resfriados y gripes.

El aire de nuestros entornos urbanos trae consigo muchos de sus propios desafíos. En nuestros ambientes del hogar y oficina también tenemos que manejar la calefacción y el aire acondicionado. Probablemente no hay otro órgano en el cuerpo que tenga que adaptarse tan rápido a una gama tan amplia de diferentes influencias.

Basta pensar en los productos químicos y el humo a los que muchos de nosotros estamos expuestos de manera regular en automóviles o al aire libre en nuestras ciudades. Hay sustancias químicas, fragancias artificiales y aire reciclado o estancado al que estamos expuestos en nuestras oficinas, hogares, en las tiendas o en hoteles. La mayor parte del tiempo estamos respirando aire que no es ideal. Nuestras fosas nasales están bajo una tensión extraordinaria y un ataque constante de muchas sustancias artificiales para los que nunca evolucionaron para hacerles frente, así como tener que lidiar con las fuerzas naturales para las que estaban diseñadas.

Muchos de nosotros sufrimos de enfermedades respiratorias o una función respiratoria reducida debido a la mala condición del aire, que puede ser la base para muchos otros problemas de salud, desde la fatiga y la depresión hasta enfermedades crónicas. Naturalmente, los senos paranasales son los primeros en ser afectados por este tipo de aire. Los senos debilitados a menudo producen dolor, sobre todo en la forma de dolores de cabeza, que pueden reducir de manera significativa la calidad y la comodidad de nuestras vidas. La debilidad de los senos paranasales o su bloqueo puede reducir nuestra capacidad para trabajar, jugar o hacer el mejor uso posible de nuestras energías en la vida, como quiera que queramos utilizarlas. Desafortunadamente, aunque los problemas de los senos paranasales son fáciles de observar, también son fáciles de olvidar, descuidar y hacer poco o nada por ellos.

Alimentos que promueven la formación de moco

Además de las fuentes externas que causan molestias en la nariz y los senos paranasales, hay causas internas de igual importancia que causan los problemas nasales y de los pulmones. La principal causa interna es nuestra dieta moderna que contiene grandes cantidades de alimentos que promueven la formación de moco. Los alimentos que promueven esa formación incluyen los lácteos, panes, pasteles, dulces, grasas y alimentos fritos de todo tipo. Los alimentos que son demasiado grasos, dulces o salados aumentan la mucosidad. Casi cualquier comida chatarra o rápida tiende a aumentar el moco en el cuerpo. Las dietas bajas en carbohidratos ayudan a muchas personas, ya que por lo general reducen el consumo de alimentos formadores de moco.

Comer en exceso genera una mayor producción de moco en el cuerpo a causa de los alimentos que el estómago no puede digerir y que con facilidad se convierten en moco. Las combinaciones inadecuadas de alimentos tal como ingerir demasiados dulces junto con una comida rica en proteínas, por lo general también forman moco.

Muchas de las bebidas aumentan el moco en el cuerpo. Las peores bebidas en este sentido son las bebidas con gas. La leche también puede hacer esto, así como los jugos de fruta cuando se toman con las comidas. Además, el uso excesivo de agua fría o helada tiene este efecto.

Uno de los lugares principales donde el exceso de mucosidad se acumulará es en la cabeza, lo que naturalmente produce una gran cantidad de moco para proteger la nariz y las fosas nasales, y filtrar el aire que respiramos. El exceso de moco en la cabeza puede bloquear los senos paranasales y poner en peligro nuestro proceso de respiración tan eficazmente como los contaminantes externos. *Si sumamos los efectos de ambos; una dieta con alimentos que forman moco y, la exposición al aire malo o contaminado, este problema de la mucosidad en la cabeza se multiplicará.*

El estilo de vida sedentario que llevamos la mayoría de nosotros contribuye a la acumulación de moco en el cuerpo, sumando a los factores dietéticos y ambientales. La mala circulación debido a la falta de ejercicio impide la buena eliminación del moco. Demasiado tiempo sentado o acostado contribuye a esta condición de estancamiento en el cuerpo y la mente permitiendo que se acumulen las toxinas.

Al mismo tiempo, muchos de nosotros trabajamos con computadoras y tecnología de la información que nos obliga a tener la cabeza despejada para hacer nuestro trabajo bien. Nuestra energía se concentra en la cabeza y los ojos durante toda la jornada de trabajo, que a su vez pone más presión sobre los senos paranasales. Es fácil ver que nuestra receta cultural actual de contaminación del aire, mala alimentación, falta de ejercicio y el trabajo mental excesivo pone en peligro nuestra salud comenzando con la propia nariz.

Además de esto, muchos de nosotros tenemos el tabique desviado, o tenemos problemas en el cuello, alergias u otras complicaciones de salud que pueden afectar negativamente nuestras fosas nasales y su capacidad para hacer su trabajo, incluso en condiciones óptimas.

El papel de la vasija neti en la protección de las fosas nasales

Aun cuando cambiamos o limpiamos los filtros de limpieza de nuestras aspiradoras u otras máquinas y motores con regularidad, descuidamos el filtro más importante en el cuerpo: los senos paranasales. El uso de la vasija neti nos permite limpiar este filtro de las fosas nasales para que puedan trabajar mejor y con más eficiencia y ayuda a eliminar la mucosidad que estamos produciendo del cuerpo por llevar una dieta incorrecta o un estilo de vida deficiente, y que se ha alojado en la cabeza.

La vasija neti es una herramienta importante y poderosa para la limpieza de los senos paranasales, que es relevante para cualquier persona que quiera mejorar su salud, agudizar su capacidad mental y sensorial, aumentar su capacidad de respiración o fortalecer su vitalidad en general de cualquier manera. Se trata de un medio maravilloso para elevar los niveles de energía física y mental, para promover el flujo de vitalidad positiva a través de la mente, los sentidos y el corazón y a través de los sistemas respiratorio, circulatorio y nervioso por completo.

Todo el mundo puede beneficiarse de la utilización diaria de la vasija neti, particularmente en las primeras horas de la mañana. A menudo es mejor que una taza de café o té caliente para despertarnos, para estimular la mente y para ayudarnos a comenzar nuestra rutina diaria. Después de probarlo y usarlo unos días, es probable que usted continúe con esta práctica a lo largo de su vida y se preguntará cómo pudo vivir sin ella.

Si se siente perezoso por la mañana, si tiene alguna dificultad para respirar, o si su lengua tiene un recubrimiento significativo, puede beneficiarse de la irrigación nasal para limpiar y despejar los pasajes de la cabeza.

Desintoxicación, reducción de peso y rejuvenecimiento

La vasija neti es comúnmente utilizada por los estudiantes y practicantes de Yoga de manera diaria como parte de una forma de vida yóguica. Cualquier persona que desee beneficiarse de las posturas de Yoga, prácticas de respiración o de meditación querrá probarlo tal como se explicará más adelante y con más detalle en el libro. Pero su valor va mucho más allá del Yoga.

Hay muy pocas personas que no sufren de algún tipo de congestión nasal diaria o estacional, sequedad o dolor de cabeza. Todo esto puede ser tratado de manera eficiente mediante el uso de la vasija neti. También es muy útil para hacer frente a los resfriados, gripe, asma y enfermedades pulmonares relacionadas, aunque requiere de mayor precaución y experiencia en su uso para estas condiciones más agudas.

La vasija neti ayuda a expulsar el exceso de mucosidad del cuerpo entero, empezando por las fosas nasales y los senos paranasales, que a menudo sirven como tapa para mantener el moco dentro del cuerpo. Neti pone en marcha un proceso completo en *el cuerpo para la eliminación de moco,* al abrir la circulación del aire y la energía a través de los sistemas circulatorio y nervioso, que a su vez afectarán a la digestión y todos los demás sistemas corporales. Para cualquier persona que sufre de exceso de mucosidad o congestión linfática, la vasija neti es una ayuda importante para mejorar su salud.

Debido a que promueve las acciones de reducción de mucosidades y a la circulación, la vasija neti puede ser parte importante de cualquier terapia de desintoxicación. Puede ser tan importante como la terapia del colón, limpiezas de hígado, y muchas otras medidas de desintoxicación que son populares hoy en día, pero mucho más difícil de realizar. También se puede hacer neti junto con estos tratamientos de desintoxicación para mejorar sus efectos. No debemos olvidar la limpieza de los senos paranasales mientras cuidamos de la limpieza de los otros órganos y sistema en el cuerpo, tales como el tracto digestivo.

Como un medio para mejorar nuestra energía y la circulación, el uso de la vasija neti puede incluso ser una herramienta importante para la pérdida de peso. Si los senos se bloquean o se deterioran, toda nuestra energía, la circulación y la digestión pueden volverse lentas. Esto puede resultar en la acumulación de exceso de peso o toxinas en el cuerpo. Para cualquier enfoque en la reducción de peso, la vasija neti es una ayuda importante a considerar, ya que es un buen complemento a las dietas de reducción de peso de diferentes tipos.

En cuanto a la mejora de nuestra energía, la vasija neti es buena para quienes quieren aumentar su funcionamiento general a nivel mental o físico. Mejorar el poder de la respiración es bueno para los atletas y para ayudar con las actividades al aire libre. Si terminamos respirando por la boca cuando nos esforzamos físicamente nuestras fosas nasales necesitan dicha limpieza y fortalecimiento. Limpia los sentidos, la vasija neti es buena para cualquier trabajo mental, artístico o creativo. Trae aire fresco y genera espacio en el cerebro y la mente, proporcionando una nueva energía para que estos trabajen.

Como un medio para mejorar nuestra energía y capacidad respiratoria, la vasija neti también es una herramienta importante para ayudarnos a vivir más tiempo. Es una ayuda poderosa para cualquier terapia de rejuvenecimiento que requiera renovar la energía vital. No debemos pasar por alto su importancia en ayudarnos a contrarrestar el proceso de envejecimiento y promover la longevidad, ya que nos abre a más energía curativa de la vida.

En la limpieza de la cabeza y los senos paranasales, el uso de la vasija neti nos ayuda a tratar también con los bloqueos psicológicos que reducen la calidad de nuestras vidas. Las alteraciones emocionales como la ira, temor, ansiedad, irritabilidad o la depresión suelen estar vinculados a patrones de respiración pobre y una reducción en el funcionamiento de las fosas nasales. Limpiar las fosas nasales con la vasija neti puede sumarse a nuestro bienestar psicológico y darnos un espacio para respirar y poder hacer frente a nuestros problemas emocionales en la vida.

Actualmente, uno de los retos en el mantenimiento de la salud es la tendencia a depender demasiado en medicamentos recetados o tratamientos clínicos en lugar de hacer aquello que nosotros mismos podemos hacer en nuestra vida diaria para mejorar nuestra propia salud. La vasija neti es una de estas herramientas que pueden ayudarnos a ser más independientes y a estar en control de nuestro propio cuidado de salud. Si bien no es un sustituto de visitar a un médico o de tomar los medicamentos necesarios, puede ayudarnos a evitar medicamentos y terapias innecesarias. Sin lugar a duda vale la pena el pequeño esfuerzo necesario para utilizarla la vasija neti, a diferencia de los medicamentos y procedimientos médicos más complejos. Es segura, fácil de usar y no tiene ningún tipo de efectos secundarios significativos.

¿Puede usted beneficiarse del uso de la vasija neti?

Esta pregunta puede ser respondida de mejor manera con un simple experimento. Trate de respirar profundamente, primero con las dos fosas nasales, y luego por cada fosa nasal por separado (para hacer esto, cierre la fosa nasal opuesta, con una pequeña presión del dedo meñique). Si siente cualquier bloqueo o reducción del flujo de aire, puede beneficiarse de la limpieza nasal a través de la utilización de una vasija neti.

Revise sus fosas nasales no solo durante el día, cuando es más probable que estén completamente abiertas, sino también tan pronto se levante por la mañana y justo antes de irse a dormir por la noche, que son los dos momentos principales durante el día en que los bloqueos son evidentes. Pero si tiene problemas con ellas en cualquier momento del día, la vasija neti puede ayudar. ¡Habrá muy pocas personas para quienes este no sea el caso!

Para aquellas personas que tienen que sonarse la nariz con frecuencia durante el día, se darán cuenta de que la vasija neti puede reducir significativamente la necesidad de hacerlo.

Aquellas personas que a menudo tienen goteo de moco durante el día, sobre todo que gotea desde los senos paranasales hasta la garganta, se darán cuenta de que también este problema se reducirá. Muchos encontrarán que el uso de la vasija neti les ayuda a respirar de nuevo, como si por primera vez, lo que les permitirá sentirse revitalizados y renovados.

¿Qué tan importante es la limpieza diaria de las fosas nasales en comparación con el cepillado de los dientes o el uso de hilo dental?

Probablemente más importante, ya que mejora nuestra energía general, mientras que usar el hilo dental es de un valor netamente higiénico, el cual la limpieza de las fosas nasales también tiene. Recuerde que respiramos por la nariz todo el tiempo, mientras que solo nos alimentamos ocasionalmente.

Sin duda vale la pena ensayar la vasija neti en estos días de rápido crecimiento en los costos de salud. ¡Es una de las formas de autotratamiento menos costosas y más eficaces en relación con el tiempo y esfuerzo que requiere!

2.

Introducción al Yoga

Para entender el valor de usar la vasija neti, primero vamos a examinar los sistemas de curación tradicionales del que surgió. La vasija neti se remonta a cientos, si no miles de años en la historia de la India. Tanto la tradición del Yoga y el acercamiento ayurvédico a la salud poseen una amplia gama de técnicas de limpieza interna, tanto para el cuerpo como para la mente. La vasija neti es parte de este énfasis global por ayudar a purificarnos con el fin de alcanzar el bienestar físico, mental y espiritual en la vida.

El Yoga surgió originalmente como un sistema completo de desarrollo humano, que nos muestra la forma de equilibrar y armonizar el cuerpo, la respiración, el habla y la mente con el fin de no solo llegar a nuestro potencial individual, sino también llevarnos más allá del cuerpo a una mayor unidad con el universo entero.

Como tal, la práctica de Yoga comienza con el cuerpo como un primer paso en un largo proceso de crecimiento interno, que nos ayuda a descubrir nuestro verdadero Ser, que es cósmico en su naturaleza.

El gran sistema del Yoga

Con este fin, el Yoga clásico ideó un sistema integral de transformación interna en ocho pasos, que nos lleva del cuerpo físico a la conciencia más elevada.[2] Estos consisten en:

1. Ética correcta en el estilo de vida (*Yama*)
2. Observancias correctas en el estilo de vida (*Niyama*)
3. Posturas de Yoga (*Asanas*)
4. Respiración yóguica (*Pranayama*)

5. Control de los sentidos (*Pratyahara*)
6. Concentración (*Dharana*)
7. Meditación (*Dhyana*)
8. Absorción (*Samadhi*)

Estos ocho aspectos del Yoga comienzan con dos principios relacionados basados en un estilo de vida ético y en observancias correctas (*yama* y *niyama* en sánscrito). Estos consisten en la pureza física y mental, en vivir éticamente y en tener una interacción responsable con nuestro entorno humano y natural.

Los principios del Yoga de una vida ética incluyen una dieta adecuada y la pureza del cuerpo, el habla y la mente. Estos sientan las bases para un estilo de vida que promueve la conciencia y ayuda a reducir el sufrimiento para todas las criaturas.

Los *yamas* o estilo de vida correcto consiste en la no violencia, la veracidad, el uso responsable de la energía sexual, el no robar y el no ser acumulativo.

Los *niyamas* o las observancias de estilo de vida correctas consisten en la autodisciplina, el autoestudio, la devoción a Dios, la pureza (que incluye una dieta pura) y el contentamiento. Las prácticas de Yoga y Ayurveda para limpiar y desintoxicar el cuerpo vienen en este nivel, incluyendo el uso de la vasija neti y la recomendación general de una dieta vegetariana.[3]

Sobre la base de un estilo de vida yóguico, Yoga desarrolló un sistema de ejercicios o posturas (*asanas*) para armonizar el cuerpo físico como su tercer paso. Las posturas del Yoga tienen por objeto liberar el estrés y la eliminación de las toxinas de las articulaciones, los músculos y los huesos, fortalecer nuestra capacidad digestiva y circulatoria e incrementar nuestra capacidad general de adaptación y flexibilidad. Con este fin, docenas de posturas de Yoga se imparten en las clases y se adaptan de forma individual. Para muchas personas, las *asanas* de Yoga son su puerta de entrada al mundo del Yoga y proporcionan los fundamentos para la salud física y la facilidad del movimiento. Los *asanas* ayudan a limpiar todos los órganos y sistemas del cuerpo y se pueden utilizar junto con diversos métodos de desintoxicación física. Esta armonización yóguica del cuerpo, a su vez, es la base para expandir la energía de la respiración y la fuerza vital dentro de nosotros a través de las prácticas yóguicas de respiración llamadas *pranayama*, que es el cuarto paso o fase de la práctica del Yoga. *Pranayama* no solo nos da una mejor capacidad pulmonar y fuerza del corazón, sino que también nos ayuda a liberar emociones perturbadas, impresiones de agitación y pensamientos negativos de la mente; a través de esta podemos vincular nuestra propia energía vital con la fuerza de la vida universal, y sus poderes de curación en todos los niveles. La vasija neti es la herramienta clave para preparar el cuerpo para la práctica de *pranayama*, como veremos más adelante en el capítulo sexto del libro.

La armonización yóguica de la fuerza vital es la base para la armonización y el control de nuestros sentidos a través de los ejercicios sensoriales yóguicos y las disciplinas llamadas *pratyahara*, el quinto aspecto del Yoga de los ocho pasos.

Pratyahara consiste en la relajación de los órganos motores, absteniéndose de la expresión innecesaria, evitando la estimulación excesiva de los sentidos y la sustitución de la agitación de nuestro campo mental de impresiones con un patrón de armonía y compasión. Es particularmente importante para la curación la mente, sobre todo en el mundo moderno en el que sufrimos del estrés y la sobrecarga sensorial.

Esta armonización yóguica de los sentidos nos permite controlar y desarrollar nuestras mentes a través de la práctica triple de la concentración (*dharana*), meditación (*dhyana*) y absorción (*samadhi*), los últimos tres y más importantes de los ocho pasos del Yoga.

Los métodos yóguicos de concentración (*dharana*), al igual que centrarse en un mantra o diseño geométrico (*yantra*), nos ayudan a desarrollar nuestra capacidad de atención y enfoque de la mente de modo que podamos utilizar nuestro instrumento mental, nuestro músculo mental, con una habilidad similar a la de cualquier otro músculo del cuerpo. A través de la concentración del Yoga podemos dar nuestra plena atención a cualquier situación que tengamos que tratar en la vida, lo cual crea un espacio interno para que las soluciones a nuestros problemas provengan desde adentro.

Los ejercicios de meditación (*dhyana*), centrarse en Dios o en el Ser supremo, dirigen esta conciencia enfocada internamente para cambiar la propia naturaleza de nuestra conciencia de lo limitado a lo ilimitado. Nos ayudan a liberar traumas profundos, patrones negativos kármicos y fijaciones egoístas de nuestra mente subconsciente para que podamos funcionar en el mundo con plena conciencia, y considerando a todos los seres.

Yoga nos conduce finalmente a un estado de absorción o de unidad (*samadhi*) en que podemos identificarnos, entender y encontrar la verdad de lo que sea con que entramos en contacto, comenzando con nuestro propio Ser interior. A través de este estado yóguico de unidad podemos experimentar a todas las personas y toda la naturaleza como las diferentes facetas de nuestra más profunda realidad. Tal estado de la unidad es el factor más poderoso tanto de la autocuración y la autotransformación. Mientras que el Yoga moderno por lo general hace hincapié en el componente de *asanas* o posturas, hay que recordar que esto es solo un paso o fase de un proceso más largo. ¡No es más que un peldaño de una escalera mayor en la conciencia, la creación del bienestar en todos los aspectos de nuestra existencia en este mágico universo de materia, energía, información y conciencia!

El Yoga tradicional por lo general se refiere al *Prana*, el aliento o energía vital como su componente principal, del que se trata con gran detalle en diversos textos de Yoga.[4] Esto se debe a que *Prana* es la fuerza principal para la curación del cuerpo, para el control de los sentidos y para enfocar la mente. Es el poder mismo, o *Shakti*, del Yoga.[5] *Pranayama* es el aspecto más central del Yoga y media entre lo físico exterior y los factores del estilo de vida con prácticas de meditación internas, y nos proporciona la energía necesaria para ambos.

En esta ciencia del Yoga que trabaja con el *Prana* se hace especial hincapié en *Hatha Yoga*, que es el enfoque principal de Yoga para tratar con el cuerpo físico, mientras que la ciencia del Yoga de la meditación es la base del *Raja Yoga* o las prácticas más elevadas de Yoga. Vamos a examinar el concepto de *Prana* y la sanación pránica en detalle en el próximo capítulo de este libro.

La vasija neti y Hatha Yoga

La vasija neti proviene de la tradición del Hatha Yoga, que esbozó por primera vez su uso en detalle.[6] Grandes gurús del Hatha Yoga, desde figuras antiguas como el legendario Yogi Gorakhnath hasta maestros modernos como Swami Vishnudevananda, han enseñado a sus estudiantes cómo utilizar la vasija neti como parte integral de su disciplina diaria.

El término "hatha" se deriva de "ha" que se refiere al sol y "tha" que se refiere a la luna. Indica el equilibrio de la energía solar y lunar o masculino y femenino del cuerpo y la mente. Esto ocurre a través de equilibrar el flujo de la respiración a través de la fosa nasal derecha e izquierda, que están conectados a las corrientes solares y lunares en el cuerpo, el *pingala* y el *ida nadi* del pensamiento yóguico que vamos a discutir más adelante. A este respecto, el uso de la vasija neti es una herramienta clave para equilibrar las energías masculina y femenina dentro de nosotros, incluido el equilibrio de los hemisferios derecho e izquierdo del cerebro. El Hatha Yoga tradicional simplifica los ocho pasos del Yoga a tres factores principales de *asanas* (posturas de Yoga), *pranayama* (respiración yóguica) y la meditación, e incluye el despertar de la Kundalini o el poder interior del Yoga. Mientras que el Hatha Yoga moderno hace hincapié en su componente de *asanas*, los otros dos aspectos son igualmente importantes.

La vasija neti nos puede ayudar con los tres, mejorando nuestra postura y conciencia mediante la mejora de nuestra energía vital.

3.

Introducción al Ayurveda

Ayurveda es la ciencia hermana del Yoga que sana tanto al cuerpo como a la mente. El Yoga tradicional emplea un lenguaje ayurvédico y un enfoque para el diagnóstico y el tratamiento de enfermedades tanto físicas como mentales.

De ello se desprende un punto de vista ayurvédico para comprender el funcionamiento tanto de nuestra fisiología como de nuestra psicología. De manera similar, Ayurveda toma un enfoque yóguico para curar el cuerpo y la mente, confiando en la misma filosofía de trabajar con la naturaleza y la metodología de promover el equilibrio interior y exterior. Ayurveda también utiliza los métodos del Yoga como el *pranayama* y la meditación para el rejuvenecimiento del cuerpo y de la mente.

Por lo tanto, siempre debemos pensar en ambos sistemas de manera conjunta, sobre todo cuando buscamos fines curativos.[7]

Los tres *doshas*

Ayurveda se basa en una teoría de tres fuerzas primarias, llamadas *doshas* en sánscrito, que están detrás de la salud y la enfermedad. Son conceptos similares a los humores biológicos de la medicina griega antigua. La forma más sencilla para comprender a los *doshas* es que cada uno consiste de dos de los cinco elementos o estados primarios de la materia. Estos son una extensión de la teoría de los cinco elementos.

Vata, que literalmente significa viento, se compone de los elementos de aire y éter. *Pitta*, que significa aquello que cocina las cosas, se compone de fuego y agua. *Kapha*, que significa aquello que une las cosas, consiste de los elementos agua y tierra.

Vata dosha es el aire o fuerza vital que se mueve a través de los canales, y está contenida en estos, las articulaciones y las cavidades del cuerpo.

Pitta dosha es el fuego o la capacidad de calor que reside en la sangre, bilis, enzimas y los líquidos aceitosos del cuerpo.

Kapha dosha es el agua o los fluidos vitales, ubicada en el revestimiento de la piel, las membranas mucosas, los órganos y los músculos que constituyen el elemento tierra en el cuerpo.

Sin embargo, aparte de su papel como las principales fuerzas detrás del cuerpo, los tres *doshas* sirven para definir la constitución o el tipo cuerpo-mente de una persona.

En general, uno de los tres es predominante en la naturaleza de una persona, resultando en lo que se llaman los tipos *vata, pitta* o *kapha* en la medicina ayurvédica. Para propósito de simplicidad, a estos también se les llaman los "tipos aire", "tipos fuego" y "tipos agua", de acuerdo al elemento dominante.

1. Los *tipo vata* son generalmente más altos o más bajos que el promedio de estatura y son delgados por constitución y estructura corporal. Tienen una digestión débil o variable y sufren físicamente de frío, el viento y la sequedad.

    Los *vata* son nerviosos, creativos y expresivos en su temperamento y sufren psicológicamente de miedo y ansiedad. Sus principales fortalezas son su energía rápida, su adaptabilidad y su voluntad de cambiar y crecer.

2. Los *tipo pitta* son generalmente de tamaño y peso moderado, y tienen una estructura corporal musculosa y aguda. Poseen un apetito fuerte y una buena digestión, y la mayoría sufren físicamente de calor, humedad y los efectos del sol.

    Los *pitta* son asertivos, agresivos o determinantes en el temperamento y sufren más psicológicamente de la ira. Sus principales fortalezas son su calor y luz interna, su visión y disposición a examinar las cosas bien antes de comprometerse a un plan de acción.

3. Los *tipo kapha* son generalmente más bajos en estatura, pero de vez en cuando pueden ser altos. Tienen una estructura corporal grande y ganan peso con facilidad. Tienen un apetito constante, pero por lo general un metabolismo lento y sufren físicamente de frío, humedad y la falta de movimiento.

Los *kapha* son receptivos, sintiéndose orientados y firmes en su temperamento y sufren psicológicamente de apego. Sus principales ventajas son su buena reserva de energía física, su capacidad de recuperación emocional y su paciencia.

Los libros ayurvédicos contienen varios cuestionarios, listas o pruebas constitucionales para que pueda determinar su propio tipo.[8] Además puede consultar a su profesional ayurvédico local quien lo hará por usted. También puede hacer referencia al siguiente cuadro de constitución ayurvédica:

Cuadro de las constituciones ayurvédicas

	Vata (Aire)	Pitta (Fuego)	Kapha (Agua)
Estatura:	Alta o muy baja	Mediana	Usualmente baja. Puede ser alta y grande
Estructura:	Delgada, huesuda	Moderada, buenos músculos	Grande, bien desarrollada
Peso:	Bajo, difícil de mantener	Moderado	Pesado, difícil de perder
Piel-brillo:	Polvorienta, grisácea	Rojiza, lustrosa	Blanca o pálida
Piel-textura:	Seca, áspera, delgada	Caliente, aceitosa	Fría, húmeda, gruesa
Ojos:	Pequeños, nerviosos	Penetrantes, se inflaman fácil	Grandes, blancos
Pelo:	Seco, delgado	Delgado, aceitoso	Grueso, aceitoso, ondulado, lustroso
Dientes:	Torcidos, mal formados	Moderados, encías que sangran	Grandes, bien formados
Uñas:	Delgadas, frágiles	Medianas, fuertes	Gruesas, fuertes
Articulaciones:	Rígidas, suenan fácilmente	Sueltas	Firmes, grandes
Circulación:	Pobre, variable	Buena	Moderada
Apetito:	Variable, nervioso	Alto, excesivo	Moderado
Sed:	Baja, escasa	Alta	Moderada
Sudor:	Escaso	Profuso pero no duradero	Bajo al comenzar, pero profuso
Heces:	Duras o secas	Suaves, sueltas	Normal

Orina:	Mínima	Profusa, amarilla	Moderada, clara
Sensibilidad:	Frío, viento, resequedad	Calor, luz solar, fuego	Frío, humedad
Función inmune:	Baja, variable	Moderada, sensibilidad al calor	Alta
Tendencia a enfermedades:	Dolor	Fiebre, inflamación	Congestión, edema
Tipo de enfermedades:	Nerviosas	Sangre, hígado	Mucosa, pulmones
Actividad:	Alta, sin descanso	Moderada	Baja, se mueve lentamente
Vigor:	Bajo, fatiga fácil	Moderado, pero enfocado	Alto
Patrón de sueño:	Pobre, con interrupciones	Variable	Excesiva
Sueños:	Frecuentes, interrumpidos	Moderados, coloridos	Infrecuentes, románticos
Memoria:	Rápida pero un poco ausente	Aguda, clara	Lenta pero constante
Habla:	Rápida, frecuente	Puntiaguda, cortante	Lenta, melodiosa
Temperamento:	Nervioso, variable	Motivado	Contento, conservador
Emociones positivas:	Adaptabilidad	Valentía	Amor
Emociones negativas:	Miedo	Ira	Apego
Fe:	Variable, errática	Fuerte, determinada	Constante, lenta para cambiar
Total:	Vata ____	Pitta ____	Kapha ____

La limpieza de los canales de la cabeza

Tanto Yoga como Ayurveda hacen hincapié en la limpieza y la protección de las aberturas u orificios en la cabeza, la boca, los ojos, los oídos y las fosas nasales.

Estos son nuestros principales lugares para la ingesta de sustancias del medio ambiente, ya sean alimentos, aire o impresiones sensoriales. Puesto que son puntos de entrada tan importantes, se debe considerar cuidadosamente su condición así como lo que es llevado a estos. De todas las aperturas, las fosas nasales son las más importantes, ya que cubren tanto el sentido del olfato y nuestro consumo de oxígeno y el *Prana* que es nuestra fuente principal de combustible, por ello la importancia de la vasija neti.

La medicina ayurvédica expande el uso yóguico de la vasija neti y la convierte en una herramienta terapéutica, particularmente para el tratamiento de enfermedades de la cabeza, la nariz, los oídos y la garganta. La vasija neti es una herramienta médica importante en el Ayurveda, así como una herramienta de higiene personal. Es parte de muchas de las prácticas de salud y terapias ayurvédicas que examinaremos en la segunda sección del libro.

4.

Prana y la sanación pránica

Toda la vida es una manifestación de la fuerza vital, que se llama *Prana* en sánscrito, Chi o Qi en la medicina oriental y muchos otros nombres en diversas tradiciones curativas. Esta fuerza de la vida no es simplemente un producto químico, ni es instintiva o ciega en su acción. El *Prana*, según los grandes yoguis, es la profunda inteligencia natural que crea todo el universo y sus varios mundos y criaturas. Lleva consigo toda la sabiduría de la evolución para el cuerpo y la mente.[9] El *Prana* crea el cuerpo en toda su complejidad a partir del nivel celular, guiando todos los procesos de crecimiento. Es la base de toda curación y tiene la capacidad para el rejuvenecimiento también. En este capítulo vamos a examinar cómo el uso de la vasija neti se relaciona con el *Prana* y cómo puede ser un importante medio para incrementarlo o para promover la sanación pránica.

El término *Prana* proviene de la raíz sánscrita "an" que significa "respirar", del cual surge el término griego relacionado "animus" o "alma". A esta raíz se añade el prefijo "para" que significa "antes" o "hacia adelante". *Prana* es la fuerza propulsora básica que impulsa todas las actividades en el universo y que tiene sus raíces en la conciencia. En última instancia es el aliento de Dios.

Nuestro *Prana* personal constituye el campo de energía que crea, sostiene y opera el cuerpo físico. Este campo pránico se extiende a un área de unos treinta centímetros del cuerpo[10] y forma nuestra aura. Este campo pránico es responsable de nuestro poder digestivo, el brillo de la piel, la agudeza de los sentidos, la destreza de nuestros órganos motores, la fuerza del sistema inmune y el equilibrio general de organismo físico. El mantenimiento del flujo apropiado dentro y alrededor del cuerpo es una clave para la salud y el bienestar en todos los niveles.

Prana y salud

Prana, como la energía de la vida, es la fuerza principal de la curación. Todos los métodos de sanación implican traer más *Prana* o energía curativa en el cuerpo a través de diferentes vehículos y modalidades. La comida que comemos lleva un *Prana* físico concentrado, que se extrae durante el proceso de la digestión. Las hierbas estimulan o fortalecen el *Prana* para llevar a cabo diferentes actividades funcionales, como la sudoración, la circulación, la micción, la eliminación y sus respectivos efectos curativos. El trabajo corporal trae hacia adentro al *Prana* a través del tacto terapéutico que transmite la fuerza curativa (*Prana*) del profesional al paciente. Incluso la orientación psicológica consiste en colocar al paciente en contacto con la conciencia de la curación, el conocimiento y la fuerza emocional y la sabiduría de la vida del consejero. Hay muchos caminos a través del cual el *Prana* entra en el cuerpo durante el curso de nuestras actividades ordinarias. La más obvia es a través de los pulmones durante el proceso de la respiración. Comer alimentos es otra manera de atraer una forma más pesada de *Prana*. La piel también trae al *Prana* y tiene su propio proceso de respiración. Todos los sentidos traen alguna forma de *Prana* y estimulan nuestra energía vital de varias maneras. La mente lleva el *Prana* o energía vital como las emociones y el pensamiento.

Del mismo modo, nuestras diferentes formas de eliminación sirven para eliminar las toxinas o residuos de materiales no solo del cuerpo sino también del *Prana*.

Ya sea la secreción de moco por la nariz, el aire exhalado de los pulmones, el sudor de la piel, o la orina y las heces, el *Prana* también es limpiado y renovado a través de este proceso. Para examinar adecuadamente todas nuestras asimilaciones y eliminaciones, por así decirlo, debemos tener en cuenta el papel del *Prana*, que es la fuerza principal detrás de todas las acciones.

El rol de las fosas nasales y los senos paranasales

Las fosas nasales son nuestras puertas a la vida, nuestro punto de contacto inicial con el aire externo. Constituyen la primera fase del proceso de respiración del que depende nuestra vitalidad general. También son uno de nuestros principales puntos de vulnerabilidad, donde entramos en contacto con las fuerzas externas de la atmósfera, el clima y el medio ambiente que pueden transportar la enfermedad. Nuestra vida comienza y termina con la respiración, que entra por primera vez a través de las fosas nasales. Los senos paranasales funcionan para filtrar el aire para que los pulmones puedan absorber mejor el oxígeno. Purifican el aire para la extracción continua del *Prana* que ocurre más tarde en los pulmones y el corazón. Sin embargo, de acuerdo con la medicina ayurvédica, las fosas nasales y los senos tienen una función adicional más allá de esta acción exterior. También son el primer lugar en el cuerpo en el que *Prana* o la energía se absorbe de la respiración y la más inmediata.

A través de los senos paranasales se absorbe un *Prana* sutil o fuerza vital que va directamente al cerebro y los sentidos, que sirve para tonificarlos, que, por así decirlo, enciende la bombilla del cerebro y la mente. Este *Prana* sutil no es simplemente el oxígeno, sino una energía vital y la conciencia del gran universo; esta nos conecta con la inteligencia cósmica mayor y la vitalidad.

Esto significa que si los senos paranasales no están funcionando adecuadamente, nuestra absorción completa del Prana se inhibe de la primera a la última etapa.

Vamos a experimentar un "bloqueo de *Prana* o energía" desde el momento inicial de la entrada pránica en el cuerpo. Esto pondrá en marcha un proceso negativo, una especie de entropía mediante el cual las otras fases de la absorción de *Prana* se verán deterioradas, dando como resultado disminución de la energía, reducción de la vitalidad y mal funcionamiento de diferentes tipos. Puede echar a andar el proceso completo de la enfermedad que puede llegar a la raíz misma de nuestra fuerza vital. Así que, es muy importante que mantengamos el *Prana* fluyendo sin problemas desde el principio, que mantengamos a nuestras fosas nasales en su nivel óptimo de funcionamiento.

Si los senos nasales se bloquean y respiramos por la boca no recibiremos este *Prana* sutil que estimula la mente. Es por esto que si estamos respirando por la boca, es más probable que se sienta aburrido o cansado. La respiración por la boca también produce el aumento de moco en el cuerpo. Sin el flujo de aire para eliminarlos, el moco se acumulará en los senos y también en la nariz.

El *Prana* en la cabeza

Podemos llamar al *Prana* que esta absorto en los senos el "*Prana* en la cabeza".[11] Los senos paranasales están conectados a los cinco sentidos.

Los senos que están detrás de los ojos facilitan nuestro proceso visual y ayudan a llevar el *Prana* hacia los ojos. Los senos cerca de los oídos y el tubo Eustaquio relacionado apoyan nuestro proceso de audición, por lo que llevan el *Prana* a los oídos. Las fosas nasales afectan directamente a la nariz y a nuestro sentido del olfato, que a su vez es un importante indicador de lo bien que estamos respirando. La cavidad oral cercana gobierna nuestro sentido del gusto a través de la lengua. Nuestro sentido del tacto tiene muchos nervios sensitivos en la cara que están directamente afectados por el *Prana* en la cabeza, y por consiguiente afectan nuestro sentido del tacto en todo el cuerpo.

Esto significa que si no estamos absorbiendo *Prana* correctamente en los senos paranasales entonces nuestros cinco sentidos tendrán una disminución en sus funciones y se volverán susceptibles a perturbaciones y a enfermedades. Debido a que los sentidos son la base de nuestra asimilación total de la información de la cual dependemos para nuestras acciones, esto afectará todo lo que hacemos, pensamos y decimos. Puede causar que elijamos los alimentos equivocados para comer, el no hacer los ejercicios adecuados, o incluso a que tomemos decisiones equivocadas acerca de nuestras vidas que dependen del correcto funcionamiento de los sentidos.[12]

Por supuesto, la nariz es el primer órgano de los sentidos en verse afectado por la obstrucción de los senos paranasales. Pero los ojos no se quedan atrás. Cuando los senos están bloqueados como en el caso de los resfriados, la gripe o las alergias rápidamente se manifiestan los ojos hinchados o llorosos o dolores de cabeza en los senos detrás de los ojos que afectan a nuestro sentido de la vista y causan sensibilidad a la luz. Las infecciones del oído son un problema a más largo plazo, pero son un resultado particularmente nocivo de una infección de los senos, que puede afectar directamente al cerebro.

Los problemas de los senos paranasales no se limitan a los órganos de los sentidos sino que se extienden a los órganos motores, en particular a los órganos vocales, cuya función propia depende del flujo correcto del aire a través de la garganta, la nariz y los senos paranasales. Los senos bloqueados y el malestar en la garganta frecuentemente van de la mano. Cuando no podemos hablar correctamente, todas las demás expresiones y nuestras acciones sufren.

Este *Prana* en la cabeza afecta al cerebro y a la mente misma. Cuando los senos paranasales están bloqueados, no podemos recibir nuestra dosis apropiada de *Prana* o incluso la cantidad de flujo apropiada de sangre a la cabeza y al cerebro. Esto se traduce en falta de brillo de la mente, somnolencia, desorientación mental y otras formas de trastornos mentales de baja energía. También crea una baja energía emocional que puede resultar en depresión, ansiedad y otros problemas psicológicos, lo que reduce nuestra resistencia para hacer frente a los muchos desafíos emocionales de la vida.

Muchas personas que creen que pueden tener problemas emocionales y psicológicos, puede ser que solo tengan dificultad respiratoria o sinusitis.

Por otra parte, muchos de los que pueden tener este tipo de problemas se les complicarán por una congestión de los senos que podría hacer que cualquier tratamiento sea más difícil. No debemos pasar por alto el papel del *Prana* en el tratamiento ya sea del cuerpo o la mente, comenzando con este *Prana* en la cabeza. Para ello, la vasija neti es el mejor dispositivo para ayudarnos a comenzar.

Los senos paranasales y el sistema inmune

Como el primer lugar en que nuestro cuerpo se conecta al aire exterior, las fosas nasales forman el primer baluarte de nuestro sistema inmunológico. Es por esto que los resfriados, la gripe y la primera etapa de la mayoría de las enfermedades febriles comienzan en la cabeza, generalmente con un resfriado de cabeza. Los senos débiles o bloqueados nos hacen susceptibles a enfermedades contagiosas desde la más común gripe, hasta fiebres e infecciones más graves.

Si queremos proteger nuestro sistema inmune, el cuidado apropiado de las fosas nasales y los senos paranasales es esencial, y es, probablemente, el primer paso que debemos tomar. Esto es en particular importante en esta época moderna cuando se utilizan los antibióticos de manera excesiva y muchos de nosotros tenemos un sistema inmunológico debilitado debido a esto. La vasija neti es una buena herramienta para ayudarnos a mejorar nuestro *Prana* y fortalecer nuestro sistema inmunológico. Su uso frecuente nos hará menos propensos a requerir antibióticos. A diferencia de los antibióticos, fortalecerá nuestra inmunidad natural, en lugar de debilitarla.

Sanación pránica y energética

La verdadera sanación no es solo cuestión de hacer ajustes físicos o químicos al cuerpo en un nivel superficial. Se requiere de un cambio en nuestra energía interna, trayendo una energía más positiva de la vida a la curación, o más *Prana*. La sanación pránica o energética es tan importante como cualquier curación física.

La mayoría de la sanación ayurvédica y yóguica se basa en este principio.

La vasija neti es una herramienta importante de las prácticas pránicas y energéticas. Puede ser utilizada junto con otras formas de trabajo energético que incluyen masajes, terapia de polaridad, trabajo cráneo-sacral y métodos relacionados, así como todos los métodos ayurvédicos y de Yoga. Esta proporciona un buen medio, no solo para la limpieza de las fosas nasales, sino también para la limpieza del *Prana*. La irrigación nasal proporciona una especie de "baño pránico" para nuestra fuerza vital, que puede ser tan refrescante y vigorizante como nuestros baños o duchas para el cuerpo entero.

5.

Cómo utilizar la vasija neti

La vasija neti es simple y fácil de usar. Solo se necesitan unos cuantos ensayos para acostumbrarse a ella. Como la mayoría de nosotros no hemos vertido agua a través de nuestras fosas nasales antes, será una experiencia nueva y puede requerir un poco de práctica. Algunos pueden encontrar al principio que es difícil; sin embargo, con un poco de paciencia, pronto será capaz de utilizar la vasija neti casi tan fácilmente como atarse los cordones de los zapatos. Cualquier molestia inicial pronto será superada por la sensación calmante al estar sus fosas nasales limpias y frescas y su mente sintiéndose clara y con energía.

Lo mejor es usar la vasija neti por lo menos durante una semana a modo de prueba, todas las mañanas, antes de decidir si lo continuará haciendo con regularidad. Si tiene una historia de sinusitis crónica, puede ser más difícil para usted llevar a cabo este método de irrigación nasal, ya que es posible que requiera más agua para abrir eficazmente las fosas nasales al principio. No obstante, una vez que haya tenido éxito en conseguir que el agua fluya fácilmente a través de su nariz y haya sentido el alivio que esto trae, estará más que dispuesto a hacer el pequeño esfuerzo necesario para hacer que la vasija neti funcione.

Este proceso de irrigación nasal por lo general toma solo unos cinco minutos una vez que haya aprendido a hacerlo. Neti no requiere una gran cantidad de su tiempo, especialmente cuando se compara con los muchos beneficios que trae.

El tamaño y forma de la vasija neti

Las vasijas neti vienen en diferentes tamaños y formas y están hechas de diferentes materiales. En la India son muy comunes las vasijas neti hechas de acero o de cobre. Por lo general son de tamaño grande, con una capacidad de hasta dos tazas llenas de agua. Ellas pueden proveer suficiente agua para el riego de ambas fosas nasales, con un pico largo y estrecho por donde se vierte el agua.

En Estados Unidos hoy en día, la mayoría de las vasijas de neti son de cerámica y de menor tamaño con una capacidad de una taza o menos, lo cual es suficiente para regar una fosa nasal a la vez. Algunas vasijas neti de cerámica son cortas y planas, se asemejan a la forma de una "lámpara de Aladino", lo que les da menor capacidad para retener el agua. Tienen un pico largo para facilitar su uso y una inserción cómoda en la nariz. Otra versión común se ve más como una "tetera" con un pico, tiene una mayor capacidad de retención de agua, menor tendencia a derramar y es más fácil de limpiar que las vasijas más planas. Ambos estilos están ampliamente disponibles.[13] Asegúrese de elegir una vasija neti que tenga un tamaño y una forma que funcione bien para usted.

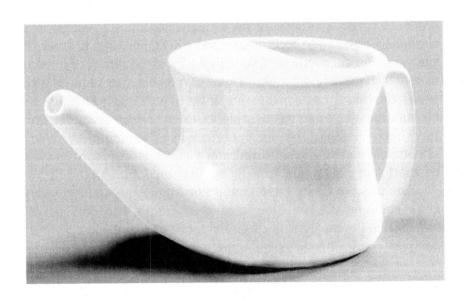

Cómo utilizar la vasija neti

A continuación explico con detalle cómo utilizar la vasija neti, comenzando con la preparación de la solución de agua hasta las complicaciones que pueden surgir más adelante.

Por favor, estudie este material con cuidado si va a comenzar a utilizar la vasija neti, ya que debe abarcar todas las consideraciones principales que puedan surgir. Si ya está usando la vasija neti con regularidad, este material sigue siendo importante y puede ayudarle a utilizarla de manera más eficiente.

El agua para la vasija neti

La solución para la vasija neti normalmente se compone de agua tibia con un poco de sal disuelta.

El agua tibia es un alivio para las membranas mucosas, que reflejan la temperatura corporal; por lo tanto, funciona mejor. Aunque el agua utilizada en la vasija neti debe estar tibia, no debe ser tan caliente como para causar irritación.

Usted puede probar la temperatura del agua con su dedo índice. Las fosas nasales serán más sensibles al calor que los dedos, así que si el agua está caliente al tacto, sin duda se sentirá incómodo cuando se vierta a través de la nariz.

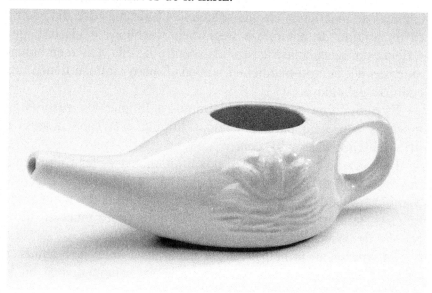

El cloro que se utiliza en el agua del grifo puede ser irritante para muchas personas. En consecuencia, muchos prefieren usar agua filtrada, destilada o embotellada para la vasija neti. Esto es particularmente cierto para el uso regular o a largo plazo, lo que significa que el agua tendrá que ser calentada primero. Algunas personas simplemente utilizan el agua caliente del grifo para este propósito.

Sin embargo, el agua fría a veces puede ser utilizada para la vasija neti, particularmente para condiciones de inflamación nasal, pero es posible que no se sienta tan cómodo. El agua más tibia puede ser utilizada para el tratamiento de dolores de cabeza o congestión de los senos parasanales ya que es mejor para abrirlos, pero hay que tener cuidado a fin de no quemar las membranas mucosas mediante la utilización de temperaturas más altas.

En general, los principiantes siempre deberán utilizar solamente el agua tibia al comienzo. El agua fría o el agua más caliente se utiliza para fines terapéuticos, lo que discutiremos en la segunda sección del libro.

El uso de sal en la vasija neti

El cuerpo humano no consiste simplemente de agua pura, pero de agua en el que diversos nutrientes, vitaminas, minerales y enzimas se mantienen en una solución. El plasma base del cuerpo es un líquido de naturaleza ligeramente aceitosa o viscosa, que refleja estas sustancias suspendidas dentro de ella. Las membranas mucosas del cuerpo mantienen humedad, pero también tienen una cualidad gelatinosa.

Esto significa que si nos limitamos a limpiar las membranas mucosas con agua pura, podemos eliminar esta capa mucosa e irritar el tejido base subyacente.

La nariz no es diferente. Si nos limitamos a verter solo agua a través de la nariz, se puede dañar el revestimiento mucoso. También puede resultar en dolor debido a que la nariz tiene muchas terminaciones nerviosas, mientras que muchos otros revestimientos de mucosa del cuerpo no los tienen.

La sustancia principal en la naturaleza que nos ayuda a proteger el revestimiento mucoso es la sal, que funciona en el cuerpo para mantener el nivel de hidratación. Nuestro propio plasma es una evolución del agua del océano, que es salado por naturaleza. *Así que el uso de un poco de sal siempre se requiere en la vasija neti para proteger las fosas nasales.* En la medicina ayurvédica, la sal también se utiliza para enemas con el mismo propósito de proteger el revestimiento de mucosa.[14]

La sal de mesa sin yodo es la mejor. La sal yodada es más probable que sea irritante. La sal del mar es más fuerte que la sal de mesa y puede ser irritante, aunque algunas personas la utilizan.

Preparación de la solución para la vasija neti

Tome aproximadamente 1/4 cucharadita de sal no yodada y mézclela con una taza de agua tibia hasta que se disuelva por completo. Vierta aproximadamente la mitad de una taza de la solución en la vasija neti, que suele ser suficiente para el riego de una de las fosas nasales.

Tenga en cuenta que algunas personas pueden preferir añadir la sal y el agua tibia directamente en la vasija neti y mezclar allí. En este caso, utilice aproximadamente 1/8 cucharadita de sal, dependiendo de la cantidad de agua que la vasija neti pueda contener.

Una vez más, asegúrese de que se disuelva completamente ya que la sal sin disolver puede irritar la nariz.

No obstante, esta cantidad es solo una guía general, *puede ajustar la cantidad de sal en la solución de acuerdo con lo que sienta cómodo para usted.* Más sal puede ser necesaria si las fosas nasales están más secas. Alternativamente, puede preferir menor cantidad si encuentra que el nivel de sal es irritante.

Procedimiento principal

■ Lleve la vasija neti al lavamanos del baño o un lavabo en el que se pueda drenar el agua utilizada.

■ Comience con su orificio nasal derecho. Incline la cabeza ligeramente hacia el lado opuesto, como se muestra en la ilustración.

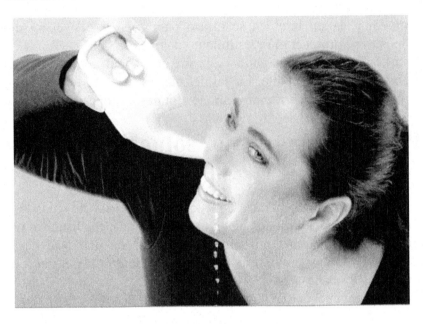

■ Inserte el pico de la vasija neti suavemente en la nariz levantada.

■ Vierta lentamente el agua de la vasija neti en la fosa nasal hasta que el agua se filtre hacia abajo, a través y fuera de la fosa inferior y hacia el lavamanos.

■ Sople suavemente por la fosa nasal para completar el proceso y ayude a eliminar toda el agua. Cierre la otra fosa nasal con suavidad con el dedo mientras lo esté haciendo.

Ajustes

■ Ajuste la cabeza ligeramente hacia cualquier ángulo que mejor se adapte a su comodidad y para un fácil flujo de agua. En general, es recomendado que coloque su frente en un ángulo al mismo nivel que la barbilla.

■ También se puede ajustar el flujo a través de la vasija neti subiendo o bajando el nivel y la inclinación de la misma. Cuanto más alta la sostenga, más rápido fluirá el agua a través de ella.

■ Al verter el agua a través de las fosas nasales, tendrá que respirar por la boca. Continúe respirando de manera cómoda. No hay necesidad de contener la respiración mientras usa la vasija neti.

■ Un poco de agua puede no fluir fácilmente a través de las fosas nasales, pero en su lugar puede que se derrame por la nariz y la cara (y la barba, si tiene una). No se preocupe por esto. Simplemente deje que el agua fluya hacia el lavamanos.

■ El agua puede salir con un poco de moco, sobre todo si tiene alguna congestión o residuos de moco en la cabeza. Un poco de secreción mucosa es normal. Generalmente, la cantidad de moco se reducirá con el uso regular.

La fosa nasal opuesta

■ Una vez que ha hecho la fosa nasal derecha, vuelva a llenar la vasija neti y continúe con la fosa nasal izquierda, inclinando su cabeza en la dirección opuesta y siguiendo los mismos procedimientos.

Finalización

■ Una vez que haya terminado de usar la vasija neti, sople por cada una de sus fosas nasales suavemente varias veces con el fin de limpiar aún más.

Puede salir más moco en este momento. Puede utilizar un pañuelo o toalla de papel para recoger esto.

■ Puede que tenga que mover la cabeza de lado a lado o inclinarse sobre el lavamanos para asegurarse de que toda el agua salga de sus fosas nasales.

■ Recuerde que el uso de la vasija neti debe hacerse lentamente y con cuidado. Nunca trate de forzar el paso del agua ni trate de sonar su nariz fuertemente para sacarla. Deje que el agua haga su trabajo.

Repitiendo el procedimiento

■ Si está tan congestionado que el agua no recorre todo el trayecto, usted puede intentar el procedimiento varias veces, iniciando con la fosa nasal que esté más abierta. Se dará cuenta de que cada vez que vierte el agua en la nariz esta va a penetrar aún más, hasta que finalmente pasará por completo.

■ Puede repetir el procedimiento más de una vez si el moco o la congestión permanecen, pero por lo general no más de tres veces. Usted puede esperar y probar la vasija neti de nuevo más tarde en el día. También puede probar algunos de los otros métodos de apertura de las fosas nasales que se discutirán más adelante en el libro en la sección de terapias ayurvédicas.

El cuidado de su vasija neti

El factor más importante para cuidar la vasija neti es mantenerla limpia. A veces un poco de moco se mete en la vasija neti y puede adherirse en el interior donde no lo vea. Para prevenir esto, limpie regularmente su vasija neti con agua caliente y un poco de jabón. Asegúrese de enjuagar cualquier residuo de jabón, ya que este puede irritar las fosas nasales. Las vasijas de cerámica tipo "tetera" a menudo son más resistentes que las demás y se hacen para poder ser utilizadas en lavavajillas y proporcionar una limpieza efectiva con agua caliente.

Es bueno limpiar o enjuagar la vasija neti con agua caliente antes y cada vez que la utilice. Después de usarla, asegúrese de limpiar el lavamanos y el área vecina donde pudiera haber mucosidad. Al igual que cualquier otro instrumento de higiene personal como el cepillo de dientes, no comparta su vasija neti con otras personas.

Si viaja, asegúrese de empacar bien la vasija neti. Las vasijas de cerámica pueden romperse. ¡Incluso en casa, asegúrese de colocar o guardar la vasija neti donde no vaya a caerse fácilmente!

Precauciones acerca del uso de la vasija neti

Mientras que la vasija neti es un dispositivo muy seguro, hay algunas precauciones y contraindicaciones que se deben tener en cuenta al usarla.

■ No utilice la vasija neti si hay algún sangrado significativo en las fosas nasales. Si ha tenido recientemente una hemorragia nasal, asegurarse de que haya tenido tiempo suficiente para sanar adecuadamente antes de utilizar la vasija neti.

■ Tenga cuidado con la vasija neti si hay alguna infección en los senos paranasales, sobre todo de naturaleza aguda.

■ Si los senos están completamente bloqueados, también sea cauteloso. La vasija neti puede ser utilizada en tales condiciones, pero requiere habilidad y experiencia.

■ Si está sufriendo de asma, tenga cuidado al usar la vasija neti durante los ataques agudos.

■ Si es un principiante, primero domine el uso de la vasija neti para el mantenimiento general de la salud, antes de usarla de manera más terapéutica y específica (tal como se discute más adelante en el libro).

Tratando posibles complicaciones (solución de problemas)

A continuación está la lista de las dificultades o complicaciones comunes que pueden ocurrir durante el uso de la vasija neti.

El agua de la vasija neti gotea dentro de mi garganta y boca.
Aumente la inclinación de su cabeza, manteniendo la barbilla al nivel o más elevada que la frente. Si solo es una pequeña cantidad de agua la que está involucrada, simplemente escupa el agua. No es un problema serio.

El uso de la vasija neti provoca dolor en mi nariz.

Es posible que necesite utilizar en el agua un poco más o menos de sal. Si siente una sensación de ardor, por lo general significa que el nivel de sal es demasiado alto. Si es solo dolor el que siente, el nivel de sal puede ser demasiado bajo.

Después de usar la vasija neti, mi nariz no se aclaró o está más congestionada.

Trate de repetir el procedimiento, utilizando el agua más caliente, o añada una pizca de una hierba picante como el jengibre o canela para ayudar a abrir el bloqueo. Además, puede aspirar un poco de aceite aromático como el mentol o eucalipto inmediatamente antes de usar la vasija neti.

Si estos ajustes no funcionan, interrumpa el uso de la vasija neti. Usted puede necesitar algunas hierbas o medicamentos para eliminar la obstrucción en primer lugar.

El agua se retiene en mis senos paranasales y puede comenzar a gotear después. A veces me hace sentir con letargo.

Si gotea un poco de agua más tarde, no se preocupe por eso. Solo utilice un pañuelo o el pañuelo facial para sonarse. Para evitar la retención de agua, después de usar la vasija neti incline la cabeza o la parte superior del cuerpo, y mueva la cabeza de un lado a lado hasta que el agua gotee sobre el piso. (Es posible que desee poner una toalla para capturar el agua y proteger el suelo, o puede hacerlo en la bañera o piso de la ducha.)

Usted puede agregar una pizca de una hierba estimulante y picante a la vasija neti como cálamo o jengibre, o inhalar un poco de aceite aromático como el eucalipto o mentol. Tales prácticas ayudarán a extraer el agua de los senos paranasales, tal vez incluso haciéndolo estornudar.

Si el problema persiste, deje de usar la vasija neti. Probablemente signifique que tiene algunos bloqueos más profundos en los senos paranasales que necesitan ser tratados primero. Utilice ya sea un aceite *nasya* con hierbas aromáticas o inhale el polvo de hierbas y especias como el jengibre o canela. Tenga en cuenta la sección de terapias ayurvédicas para más detalles sobre esas alternativas a la vasija neti cuando esta no funciona para usted.

Después de usar la vasija neti tengo que sonarme la nariz varias veces.

Esto a menudo es una buena señal de que sus senos paranasales se están abriendo. Es rara vez un problema. Sin embargo, recuerde siempre soplar su nariz suavemente.

Usar la vasija neti me hace estornudar.

Esto no suele ser un problema y los estornudos pueden ayudar a despejar las fosas nasales. Sin embargo, si esto sucede con frecuencia o muy a menudo puede ser un signo de alergias. A veces sucede si el nivel de sal en el agua es demasiado alto. Es posible que desee considerar la reducción de sal un poco y ver si ayuda.

De lo contrario, usted podría tener que hacer algo adicional para el tratamiento de las alergias.

Un poco de sangre sale junto con el agua de la vasija neti.

Una pequeña cantidad de sangrado puede ser consecuencia de no usar suficiente sal en la vasija neti. Si ese es el caso, incremente el nivel de sal ligeramente. Sin embargo, es posible que desee esperar a que la membrana sane, ya que la sal puede irritar cualquier corte o abrasión. El sangrado puede producirse debido a la sequedad excesiva de las fosas nasales, lo que hace que la membrana se rompa. Si ese es el caso, trate de poner un poco de aceite de ajonjolí-sésamo en la nariz antes de utilizar la vasija neti, o incluso en la vasija neti (junto con la sal). Esto es más probable que ocurra en la primavera tardía, estación en la cual nuestra energía se eleva junto con la temperatura exterior.

Alternativamente, puede haber un problema interno en las fosas nasales. De ser este el caso, deje de usar la vasija neti y consulte a un médico para asegurar un tratamiento adecuado.

Cuándo utilizar la vasija neti

El uso de la vasija neti adquiere una relevancia diferente en diferentes momentos del día o del año.

Hora del día

El mejor momento para usar la vasija neti es temprano en la mañana poco después de levantarnos. Debe ser una parte integral de la rutina matutina, junto con el raspado de la lengua y el cepillarse los dientes. Puesto que el cuerpo está en una posición acostada durante la noche, se acumula moco en la cabeza y a menudo se desarrolla la congestión. Es importante limpiar esta congestión para tener un flujo adecuado de energía para el resto del día.

También es recomendable utilizar la vasija neti antes de dormir para asegurar que las fosas nasales se abran para una respiración óptima durante el sueño. Esto puede ayudar a prevenir los ronquidos y la respiración de boca y a asistir con un sueño más profundo y relajante. Sin embargo, la vasija neti puede usarse en cualquier momento en que uno se sienta congestionado o sienta bloqueo en la cabeza y los senos paranasales y desee respirar con mayor libertad.

Incluso en ausencia de cualquier malestar físico, puede ser una terapia benéfica para ayudar a que una persona se sienta más alerta y puede ayudar para tener un pensamiento más claro.

Uso estacional

La vasija neti tiene su utilidad en todas las estaciones.

■ En el verano, las alergias son más comunes ya que hay más polen en el aire. La vasija neti puede ayudar a eliminar estos irritantes.

■ En el otoño, la sequedad del aire puede irritar la nariz, causando alergias y otras molestias. Esto significa que uno debe usar más sal o aceite de sésamo en la vasija neti.

■ En el invierno, el frío y la humedad pueden incrementar y se pueden alojar en la cabeza. Esto significa que debemos usar más el agua más cálida o un poco más de una hierba picante como el jengibre o el cálamo en la vasija neti. También pasamos más tiempo en casa durante el invierno, respirando más aire estancado y el aire de los calefactores que a menudo contienen polvo. La vasija neti ayuda a contrarrestar esto.

■ La primavera es la estación natural de *kapha* en la que el moco tiene más probabilidades de acumularse o fluir. El uso de la vasija neti ayudará a este tipo de flujo estacional. También durante la primavera, algunas personas pueden experimentar sangrado por la nariz a medida que su energía aumenta. La vasija neti puede ayudar con esto.

Uso para los niños

Los niños comúnmente sufren de congestión nasal y otros problemas de exceso de moco. La infancia es la fase de *kapha* o fase formativa acuosa de la vida en la medicina ayurvédica, por lo que los niños tienen a menudo descargas mucosas de la nariz.

La vasija neti es un excelente remedio para estos problemas de la infancia. Aunque puede ser difícil para los niños aprender a usarlo inicialmente, un niño de ocho a diez años de edad, por lo general, puede aprender a hacerlo con un poco de asesoría, pero es mejor que un adulto responsable esté presente cuando los niños utilicen la vasija neti.

Uso para la tercera edad

Muchas personas mayores sufren de sequedad de la piel y sequedad de las membranas mucosas y las fosas nasales, lo que puede llegar a afectar el proceso de respiración. De acuerdo con el Ayurveda, la vejez es la fase de *vata* o fase aire de nuestra energía, en la que la mente sigue creciendo, pero el cuerpo empieza a declinar. El uso de la vasija neti puede ayudar a contrarrestar estas condiciones de sequedad y debilidad. La vasija neti es una gran herramienta para las personas mayores que se sienten aletargadas por la mañana y puede ayudarles a ponerse en marcha.

Para las mujeres

La vasija neti puede usarse de manera segura durante el embarazo, la menstruación o menopausia. El aliviar el flujo de energía en los sistemas circulatorio y nervioso, puede ayudar indirectamente con el dolor, con el bloqueo o con otro tipo de síntomas que pueden surgir en estos tiempos.

La excepción principal posible es durante las náuseas del embarazo. Algunas mujeres encuentran que el uso de la vasija neti puede aumentar las náuseas durante esta etapa del embarazo. Otras son capaces de usarla incluso durante las náuseas y encuentran que ayuda a calmar los síntomas. En última instancia, si decide hacerlo en ese momento, se recomienda tener precaución al principio.

El uso en condiciones especiales

Para los atletas y en la medicina deportiva

La vasija neti es una gran herramienta a utilizar antes de cualquier esfuerzo físico significativo o deportivo para mejorar la energía y obtener un rendimiento mejorado. Es también una buena práctica para calmar las fosas nasales y despejar el moco y las toxinas que se agitaron después del esfuerzo.

De esta manera la vasija neti es una buena ayuda para cualquier cosa, desde correr o ir de excursión, levantamiento de pesas, incluyendo todos los deportes competitivos. Es algo que todos los atletas serios o profesionales deben considerar con el fin de mejorar su competitividad. *La vasija neti debería ser una parte integral de cualquier medicina deportiva.*

Al viajar

Al viajar, los senos paranasales sufren mucho estrés por el aire reciclado, la exposición al aire que se respira por muchas personas, incluyendo las posibles enfermedades contagiosas que pueden llevar, los efectos de la altitud y la posible interrupción del sueño. Mientras que estas condiciones son más pronunciadas con el transporte aéreo, se producen en menor grado durante el viaje en coche, tren o en otros medios de transporte. Al viajar, se recomienda utilizar la vasija neti para ayudar a contrarrestar estas condiciones y proteger los senos de posibles problemas. Es particularmente recomendable utilizar la vasija neti para ayudar a lidiar con los efectos del *jet lag*.

Uso para los que están enfermos

Los pacientes que están postrados en cama adquieren fácilmente la congestión nasal o impedimentos en la función respiratoria causados por los largos períodos de tiempo que pasan en una posición de decúbito prono. La vasija neti puede ayudar a contrarrestar esta condición.

Los que están en convalecencia de enfermedades febriles o infecciosas a menudo sufren de sequedad y deshidratación, las cuales se manifiestan en conductos nasales secos.

La vasija neti es útil en lo que respecta a esta condición. Los que sufren de problemas crónicos de pulmón, problemas en los senos paranasales o linfáticos pueden beneficiarse de la vasija neti para despejar el exceso de mucosidad del cuerpo.

Aquellos que sufren de una condición pulmonar aguda o sinusitis también pueden beneficiarse del uso de la vasija neti pero requieren más cuidado y experiencia en su uso. Tenga en cuenta la segunda parte del libro en el capítulo "*Neti* y el manejo de condiciones específicas" para obtener más información sobre el valor de neti y el proceso de la irrigación nasal en el tratamiento de muchas enfermedades distintas.

Pero recuerde, si tiene algún problema de salud significativo que podría causar complicaciones, por favor consulte a su proveedor de atención médica antes de usar la vasija neti.

Parte I I

Aplicación avanzada de la vasija neti

6.

Neti y las prácticas de Yoga

La vasija neti es quizá el aparato más importante usado en el Yoga clásico. Es el principal método de limpieza realizado, preliminar a la práctica de *pranayama* o ejercicios de respiración yóguica. El *pranayama* enfatiza la respiración profunda, lo que primero requiere que las fosas nasales estén claras, de otra manera no será tan efectiva como podría ser. Por esta razón, muchos yoguis practican rutinariamente esta limpieza nasal al principio de cualquier sesión de *pranayama*.

Además de esto, limpiar las fosas nasales con la vasija neti también ayuda en la práctica de las *asanas*, en la meditación y con todos los otros métodos yóguicos, para los cuales, la buena circulación de *Prana*, particularmente hacia la cabeza, es esencial.

Neti y pranayama
Ejercitando las fosas nasales

Probablemente la práctica yóguica de *pranayama* más importante es la "respiración por fosas alternadas", donde uno respira exclusivamente a través de una fosa nasal y por lo general fuera por la fosa nasal opuesta. Esto tiene varios nombres como *nadi shodhana, anuloma viloma*, respiración solar y lunar y otros términos en Hatha Yogaa. [15]

Para este propósito se cierra la fosa nasal opuesta con el uso de la presión ligera del dedo y se respira hacia adentro por la fosa nasal abierta. *Generalmente el dedo anular y el dedo meñique de la mano derecha son usados para cerrar la fosa nasal izquierda y el dedo pulgar derecho para cerrar la fosa nasal derecha. La vasija* neti, con énfasis en limpiar las fosas nasales, fue en un principio ideada para facilitar esta práctica de la respiración con fosas alternadas.

La respiración con fosas alternadas es probablemente el mejor ejercicio para las fosas nasales, que siendo músculos requieren de su adecuado esfuerzo para mantener su tono y flexibilidad. *A través de la respiración por fosas alternadas usted puede proveer a los músculos de sus fosas nasales de un buen ejercicio,* los cuales están débiles en la mayoría de nosotros, y de otra manera, no estarán directamente ejercitados en lo absoluto.

Esta práctica ayuda a desarrollar la fuerza de las fosas nasales, que a su vez fortalece nuestra capacidad de respiración y energía vital en general.

Las fosas nasales bloqueadas y débiles son la primera causa de muchos problemas de nariz, garganta y pulmones; por eso, fortalecerlas con la respiración por fosas alternadas puede ser un medio importante para contrarrestar estos problemas de salud.

La mayoría de nosotros ejercitamos nuestros brazos y piernas periódicamente, sin lo cual nuestra fuerza corporal se vería reducida. Aun así, ¿cuántos de nosotros consideramos el ejercicio apropiado para nuestras fosas nasales del cual nuestro poder pránico y poder de respiración dependen? La respiración por fosas alternadas hecha diariamente es tan importante para la salud de la nariz como el ejercicio diario para la salud de todo el cuerpo. Desde una perspectiva yóguica, es mejor recordar la vasija neti como un instrumento de ayuda para la respiración por fosas alternadas.

La energía solar y lunar

Nuestra respiración generalmente fluye más a través de una fosa nasal que de la otra, en cualquier momento, cambiando su corriente hacia atrás y hacia adelante durante diferentes momentos del día. Esto no es un simple evento incidental sino que refleja la fluctuación en nuestra energía, actividad y atención a través del tiempo, sino que proporciona información importante de que lo que pasa dentro de nosotros.

En el pensamiento yóguico, la fosa nasal derecha, junto con la mitad derecha del cuerpo en general, lleva una energía solar calurosa. Esta energía se conecta al *pingala nadi* o corriente pránica solar que fluye alrededor de la espina dorsal y su sistema de *chakras*, y energiza el lado derecho del cuerpo. Cuando la respiración fluye principalmente por esta fosa nasal, es buena para la digestión, la circulación, el ejercicio, el movimiento y otras actividades más dinámicas que resultan del calor incrementado en el cuerpo.

La fosa nasal izquierda, junto con la mitad izquierda del cuerpo en general, lleva una energía lunar enfriadora. Esta energía se conecta al *ida nadi* o corriente pránica lunar, la cual fluye alrededor de la espina dorsal y su sistema de chakras, y energiza el lado izquierdo del cuerpo. Cuando la respiración fluye principalmente a través de esta fosa nasal, es buena para la relajación, el descanso, el sueño y la construcción de masa de tejido y otras acciones más suaves que dependen del enfriamiento del cuerpo.

La respiración del lado derecho desarrolla la energía *shiva*, la fuerza cósmica masculina. La respiración del lado izquierdo desarrolla la energía *shakti*, la fuerza cósmica femenina. De esta manera la respiración por fosas alternadas tiene un efecto espiritual así como una acción psicológica.

Equilibrando el hemisferio derecho e izquierdo del cerebro

Las fosas nasales derecha e izquierda y sus corrientes de energía se relacionan con el lado del hemisferio derecho e izquierdo del cerebro, pero de una manera opuesta. La corriente derecha o solar se refiere al hemisferio izquierdo del cerebro, el cual gobierna las cualidades racionales, perceptivas y masculinas.

La corriente izquierda o lunar se refiere al hemisferio derecho del cerebro, el cual gobierna las cualidades emocionales, receptivas y femeninas.

El flujo pránico a través de las fosas nasales tiene un impacto inmediato en los lados opuestos del cerebro, estimulando su actividad. *Esto quiere decir que el uso combinado de la vasija neti y respiración por fosas alternadas es un ejercicio ideal para equilibrar el hemisferio derecho e izquierdo del cerebro, lo cual es útil para todos aquellos que quieren alcanzar el equilibrio de la mente y las emociones.*

La respiración por fosas alternadas y Ayurveda

En relación con la medicina ayurvédica, *pitta dosha* como fuego, se relaciona con *pingala nadi* solar, que corresponde al lado derecho. Cuando la respiración fluye a través de este, la digestión, la circulación, el calor del cuerpo, la percepción y otros poderes de *pitta* se incrementan. *Kapha dosha* como agua, se relaciona con *ida nadi lunar*, que corresponde al lado izquierdo. Cuando la respiración fluye a través de este, el sueño, la formación de tejido, el enfriamiento del cuerpo, las emociones y otros poderes de *kapha* predominan.

Como el tratamiento ayurvédico trabaja con los términos opuestos, para tratar *kapha*, que son las condiciones de frío, humedad y mucosidad, uno se concentra en incrementar la respiración a través del *nadi* derecho o solar. Para tratar las condiciones de *pitta* de calor o inflamación, uno se concentra en incrementar la respiración a través del *nadi* izquierdo o lunar.

Vata dosha, como el humor biológico de aire, resulta en un flujo errático de respiración entre las fosas nasales, por lo cual equilibrar el flujo entre fosas nasales es un método importante para calmar a *vata*.

La respiración por fosas alternadas y la autosanación

Cuando una fosa nasal está bloqueada, entonces el flujo de energía a través de ese lado del cuerpo estará inhibido como un todo, reduciendo sus actividades. Si la otra fosa nasal permanece abierta, entonces el flujo a través del lado correspondiente del cuerpo se incrementará, volviendo sus actividades excesivas.

Cuando el lado izquierdo está bloqueado y la respiración está fluyendo solo en la fosa nasal derecha, entonces la persona puede sufrir de insomnio, irritabilidad, hiperactividad y generalmente más problemas *pitta* y *vata*. Cuando el lado derecho está bloqueado y la respiración está fluyendo solo del lado izquierdo, entonces la persona puede sufrir de cansancio, letargo, digestión pobre, circulación pobre, mente aletargada y otros problemas por lo general más *kapha* y *vata*.

Esto quiere decir que podemos hacer la respiración de fosas alternadas como una forma de tratamiento propio.

Si nos estamos sintiendo cansados, fatigados y queremos despertar y ganar más energía, podemos hacer respiración por fosas alternadas, concentrando la inhalación a través de la fosa nasal derecha. Si nos estamos sintiendo estimulados de manera excesiva o estamos estresados y queremos desacelerar, podemos realizar la respiración por fosas alternadas concentrando la inhalación a través de la fosa nasal izquierda.

La vasija neti nos puede ayudar a equilibrar el flujo de la respiración a través de dos fosas nasales, inclusive en la ausencia de *pranayama*, manteniendo las dos fosas nasales abiertas. *Pero es bueno realizar unas cuantas respiraciones por fosas alternadas después de haber usado la vasija neti, idealmente hasta quince minutos vale la pena, para optimizar este efecto, en particular si queremos usar el poder curativo de la respiración.*

La respiración por fosas alternadas y la meditación

La respiración por fosas alternadas ayuda a abrir las fosas nasales para permitir una respiración más profunda. También nos brinda más control sobre el flujo de la respiración. Podemos llevar el aire hacia adentro a través de cada fosa nasal de una manera más medida, como succionar líquido a través de un sorbete o popote, mientras que la respiración normal a través de ambas fosas nasales al mismo tiempo, generalmente resulta en un proceso más rápido y más superficial.

Por esta razón, la respiración por fosas alternadas es concentrada en las prácticas de Yoga, que tienen como objetivo volver más lento el proceso de respiración, y retener la respiración por largos períodos de tiempo. Cuando la respiración es retenida a un nivel profundo, entonces el fuego de la respiración se eleva y ayuda a purificar, ambos mente y cuerpo.[16]

Como la mente y la respiración están relacionadas, desacelerar la respiración también hace que la mente vaya más despacio y ayuda a traernos a un estado de calma, de paz y meditación. Si la respiración es tranquila, la mente está tranquila. Es laborioso controlar la mente directamente, pero no es difícil si uno sabe cómo calmar la respiración primero. Todos aquellos que practican meditación deben recordar este secreto importante de la vasija neti y la respiración.

La purificación de los *nadis*

La respiración por fosas alternadas es la base de lo que es llamado *nadi shodhana* o purificación de los *nadis* en el pensamiento yóguico (el cual es el principal término en sánscrito para respiración por fosas alternadas). Ayuda a purificar los canales sutiles de la mente y del sistema nervioso y a abrirlos a flujos más altos de energía. Estos *nadis* sutiles se conectan a los *chakras*, así mismo, el limpiarlas, también ayuda en cualquier trabajo de *chakra*. Con respecto a esto, la respiración por fosas alternadas es fundamental para prácticas de Yoga más profundas como Tantra y Kundalini Yoga, el despertar de la energía elevada de la conciencia en nosotros mismos.

El mantra y la respiración por fosas alternadas

Uno puede usar diferentes mantras junto con la respiración por fosas alternadas para fortalecer sus efectos. El mantra "ram" (pronunciados con una vocal suave como en la palabra "la"), que sostiene la energía sutil del fuego, puede usarse junto con la respiración de la fosa nasal derecha para darle más poder. El mantra "vam" (también pronunciado con un sonido de vocal corta como en la palabra "la"), que sostiene la energía sutil del agua, puede usarse junto con la respiración de la fosa nasal izquierda para hacerlo más efectivo. Para la retención uno puede recitar mentalmente el mantra "om" de la misma manera.

Uno debe desarrollar un ritmo con el mantra de acuerdo con la duración de nuestra propia respiración. Al principio una buena proporción es ocho latidos por inhalación, ocho para retención y ocho por exhalación. Para una respiración nasal correcta uno puede recitar mentalmente el mantra ram ocho veces durante la inhalación vía la fosa nasal derecha y el mantra vam ocho veces durante la exhalación a través de la fosa nasal izquierda. Finalmente uno puede prolongar la exhalación el doble de la inhalación. Los yoguis más avanzados también retienen la respiración después de la exhalación, pero dichas prácticas son mejor realizadas siguiendo las instrucciones directas de un maestro.

La práctica de *asanas* y neti

Los *asanas* que traen energía a la cabeza y a las fosas nasales pueden a veces resultar en bloqueos de los senos paranasales al mover moco dentro de esta región. Esto incluye postura sobre la cabeza, postura sobre los hombros y otras posturas invertidas. Para aquellos que deben hacer esas *asanas*, el uso de la vasija neti puede ser una ayuda importante.

Es de ayuda usar la vasija neti antes de cualquier práctica de *asanas* para ayudar a abrir la cabeza, promover una respiración más profunda y limpiar los canales más profundos. De igual manera puede ser de ayuda usar la vasija neti después de las prácticas de *asanas*. Si uno siente algún bloqueo o presión en la cabeza como resultado de la práctica, o solo para ayudar en el proceso de desintoxicación, el cual las *asanas* promueven. Esto incluye no solo *asanas* que afectan la cabeza, sino también aquellas que trabajan en los pulmones y otros sitios de acumulación de mucosidad.

Los seis métodos de limpieza del Hatha Yoga

El Hatha Yoga clásico enfatiza seis métodos (*shat-karma*) de limpieza interna, de los cuales neti o limpieza nasal es uno.[17] Estos son métodos importantes para remover toxinas del cuerpo.

1. Limpieza de estómago (*dhauti*)

Esto era hecho tradicionalmente a través de un trapo especial que el yogui se tragaba para este propósito, lo que requiere de destreza y entrenamiento. El mismo resultado en un nivel más seguro se puede adquirir a través del uso de un expectorante (expulsor de mucosidad) de hierbas y terapias, y el vómito terapéutico (*vamana* en Ayurveda), el cual es el principal método ayurvédico para reducir exceso de *kapha* que se acumula en el estómago como flema.

2. Limpieza de colón (*vasti* o *basti*)

Este era realizado con el uso del agua y enemas herbales. También es una práctica ayurvédica para eliminar exceso de *vata dosha*, el cual se acumula en el colon con gas y materia fecal. Para este propósito, Ayurveda tiene un set completo de fórmulas especiales de enema y de prácticas.

3. Limpieza de las fosas nasales (*neti*)

Esta limpieza tradicionalmente tiene dos formas. La primera era usar un trapo (*sutra neti*), justo como en *dhauti*, lo cual requiere de destreza y guía y no debe ser intentado por cuenta propia. El segundo es la limpieza con agua (*jala neti*) o el uso de la vasija neti que hemos descrito en este libro. Este es un método ayurvédico importante para eliminar los *dosha*s o toxinas de la cabeza, de los cuales el principal es el *kapha dosha* o exceso de mucosidad.

4. Limpieza de ojos (*trataka*)

Esto incluye mirar fijamente con los ojos hasta que salgan lágrimas. El uso de hierbas como un poco de jugo de cebollas dentro de los ojos es otra manera de hacer esto. *Trataka* no solo fortalece los ojos sino que también ayuda a remover *doshas* de estos, particularmente *pitta*, que está relacionado con los ojos.

5. Estimulando el fuego digestivo o *agni* (*nauli*)

En el Hatha Yoga tradicional, esto es hecho con contracciones y movimientos musculares especiales en el área del ombligo. También puede ser promovido internamente tomando varias hierbas y especias promotoras de la digestión como jengibre, pimienta de Cayena y pimienta negra.[18] La estimulación del *agni* es una terapia ayurvédica central porque todos los desajustes dóshicos, ya sean de *vata*, *pitta* o *kapha*, usualmente causan impedimentos digestivos o del *agni*.

6. *Kapalabhati*, *pranayama* fuerte o respiración profunda fuerte

Esta es una técnica de *pranayama* de exhalación e inhalación rápida, hecha como el fuelle o soplador de un herrero. También es una técnica muy poderosa para abrir los senos paranasales y los pulmones, es otro método importante para reducir *kapha dosha* o el exceso de mucosidad del cuerpo. *Kapalabhati* es otro buen ejercicio de respiración, para hacerlo después de usar la vasija neti, al igual que el uso de la vasija neti, es una buena práctica preliminar para este.

Estos seis métodos yóguicos pueden relacionarse con muchos de los métodos de desintoxicación que son populares en la sanación natural hoy. De los seis, el uso de la vasija neti es probablemente el más fácil de hacerse. Para practicar Yoga efectivamente, los textos yóguicos recomiendan que para cualquier enfermedad que esté causando toxinas o *dosha*s, primero deben removerse por estas prácticas yóguicas.

La medicina ayurvédica usa prácticas similares en su *pancha karma*; sistema de desintoxicación de limpieza radical, empleando enemas, vómito terapéutico y varios métodos nasales. Dichas medidas de desintoxicación, son una base necesaria para cualquier práctica de reconstrucción o rejuvenecimiento.

7.

Neti y las terapias ayurvédicas

La medicina ayurvédica contiene un rango entero de terapias de salud, que ayudan al tratamiento de nariz, fosas nasales y regiones relacionadas de la cabeza y la garganta. Estas son llamadas terapias *nasya*, o "lo que se relaciona con la nariz" o *nasa* en sánscrito. Podemos comparar las terapias *nasya* con las terapias de oído, nariz y garganta en la medicina moderna, pero las terapias *nasya* se usan junto con otros métodos de tratamiento, para problemas de salud tanto de cuerpo como de mente.

La vasija neti es un instrumento importante de terapias *nasya*. Otros métodos de *nasya* incluyen verter aceites medicados dentro de la nariz con goteros, oler hierbas pulverizadas, masaje de la región nasal y otros tipos de terapia de vapor y masaje para la cabeza. El uso de la vasija neti puede mejorarse por estos otros métodos de *nasya* y puede usarse junto con estos.

La vasija neti y los *dosha*s

Cada uno de los tres *dosha*s de *vata*, *pitta* y *kapha* pueden beneficiarse con terapias *nasya* y neti en su propio modo. A continuación mencionaremos estos factores principales.

La vasija neti y el tratamiento de *kapha*

Kapha se acumula en forma de mucosidad en la parte alta del cuerpo desde el estómago, donde la mayor parte de esta se origina de acuerdo a Ayurveda, hacia los pulmones, en los cuales se desborda, hacia la cabeza, en donde se bloquea. Por su valor en deshacerse de la mucosidad, las terapias de *nasya* y neti son métodos primarios para tratar desórdenes de *kapha* y remover excesos de *kapha*. Deben ser consideradas para todas las enfermedades de *kapha*, y deben ser una parte integral de un estilo de vida saludable, para todos los tipos *kapha*. Todos los tipos *kapha* deben practicar *nasya* y neti en una base regular, como una ayuda para mantener a *kapha* bajo control y para mantener una salud y una vitalidad positiva. Esto es particularmente importante cuando ocurren signos de *kapha* alto en el cuerpo, como hinchazón de las glándulas de la linfa, tos con mucosidad, congestión y energía baja.

Las enfermedades tipo *kapha* incluyen, gripa, alergias, asma y otras enfermedades de exceso de mucosa. Se extienden a artritis, diabetes y enfermedades coronarias. Otra condición de *kapha* es la obesidad o tener sobrepeso. El exceso de *kapha* resulta en formación de tejido en exceso, en particular de adiposidad o tejido graso. *Kapha* alto en la cabeza aletarga la mente y los sentidos, y reduce nuestra capacidad para la concentración, nos hace más sedentarios en nuestra actividad, reduciendo sobre todo la actividad funcional. Esto resulta en dormir de más, lo que en su turno incrementa todavía más *kapha*. Al estimular el movimiento y la eliminación del exceso de *kapha dosha*, *nasya* y neti ayudan a tratar todas las condiciones de *kapha*.

La vasija neti y el tratamiento de *vata*

El *vata dosha* se compone de los elementos aire y éter, es el principal *dosha* relacionado con *Prana* o la fuerza vital. Cuando las fosas paranasales están bloqueadas, *Prana*, la fuerza positiva de *vata dosha*, también está bloqueada, lo que perjudica toda nuestra producción y circulación. Esto evita que la energía de *vata* se desarrolle como creatividad, curiosidad, motivación y entusiasmo.

Para promover el aspecto creativo de *vata dosha*, neti y *nasya* son terapias principales.

Las enfermedades de *vata* incluyen enfermedades de los *sistemas vata* como los huesos, el sistema excretor, el sistema nervioso y la mente. *Nasya* y neti son medidas de tratamiento importantes para dichas condiciones *vata*, Ellas ayudan a restaurar el equilibrio orgánico de la mente y el cuerpo y nuestras secreciones hormonales que son gobernadas por *Prana*. Estos dos tratamientos son consideraciones importantes para enfermedades *vata*, particularmente aquellas relacionadas con la mente y el cerebro.

La vasija neti y el tratamiento de *pitta*

El *pitta dosha*, al igual que el fuego, tiende a subir, llevando calor, inflamación y tensión a la cabeza y a los ojos. La energía *pitta*, del hígado e intestino delgado, los cuales son sus principales sitios de producción, frecuentemente se mueve en esa dirección.[19] Esto puede resultar en cualquier cosa desde un influjo menor de energía hasta condiciones más serias como hipertensión y ataque cardíaco.

Emocionalmente, puede incrementar la ira y la irritabilidad y hacer que una persona se sienta irascible. Las enfermedades de *pitta* incluyen la mayoría de las enfermedades de las sangre, incluyendo las condiciones de inflamación e infección en el cuerpo. Mantener la energía en la cabeza clara y fría a través de las terapias de *nasya* y neti puede ayudar a aliviar todas las condiciones dichas, pueden proteger los ojos y ayudar a promover la visión.

El uso de hierbas y aceites en la vasija neti

La vasija neti es un instrumento, a través del cual no solo agua sino también hierbas y aceites pueden ser aplicados a la nariz. Muchos de nosotros encontramos la idea de verter decocciones herbales a través de las fosas nasales como algo raro, pero note que la línea de mucosidad de la nariz tiene una gran capacidad de absorción, así que también puede absorber la energía sanadora de las hierbas.

Un principio ayurvédico importante es tratar una condición tanto local, en el sitio, así como sistemáticamente a través del cuerpo como un todo. Por ejemplo, si usted tiene una herida, va a colocar un ungüento o salvia de forma directa sobre esta, al igual que tomar medicamentos contra la infección. Para tratar el colon de igual manera, usted usaría un enema y no solo un purgante. Por lo tanto, para el tratamiento de las fosas paranasales y la cabeza, una aplicación directa de las hierbas a través de las fosas nasales es una buena estrategia, las hierbas pueden tener un efecto más poderoso e inmediato en el sitio del problema que si son consumidas simplemente como un té herbal o tomadas como una píldora.

La cavidad nasal es una apertura importante para un rango extenso de terapias herbales. Las fosas nasales son un sitio importante para tratar todos los desórdenes de la cabeza, oído, nariz y garganta, de igual modo para todas las condiciones en las que participan la mente y las emociones. No es de sorprender, que a menudo, alguna de las formas de la terapia de *nasya* es recomendada a la mayoría los pacientes ayurvédicos.

Aunque el uso básico de la vasija neti solo involucra la sal, uno puede añadir otras sustancias terapéuticas también. La vasija neti es un vehículo importante para usar hierbas nervinas, incluyendo tanto hierbas estimulantes como sedantes. Cuando las aplicamos a través de la nariz, las hierbas pueden tener un efecto más fuerte sobre el cerebro.

Añadiendo aceites a la vasija neti

Si las fosas nasales están secas, uno puede añadir unas gotas de aceite natural a la solución de vasija neti para ayudar a lubricarlas y proteger las membranas mucosas. El aceite de sésamo-ajonjolí es el más utilizado comúnmente, el cual tiene propiedades especiales nutritivas y analgésicas, así como el que tiene el mayor poder dc penetración, entre todos los aceites naturales. Otros aceites como el de almendra, durazno, coco u oliva pueden ser usados de la misma manera.

Para este propósito añada media cucharadita de un aceite natural como el de sésamo a la solución neti y mézclelo suavemente, vertiéndolo sobre la fosa nasal. Sin embargo, si hace esto, asegúrese de no verter aceite en su ropa o en el piso. El uso de los aceites en la vasija neti requiere de un uso cuidadoso al usarlos y limpiarlos luego.

Mucha gente encuentra más fácil aplicar primero el aceite directamente en las fosas nasales por medio de un gotero, y después usar la vasija neti de la manera usual, sin usar el aceite después. Tendremos en cuenta este uso más adelante en el capítulo "aceites *nasya*". Para tratamientos más complejos, pueden usarse juntos aceites naturales y hierbas en la vasija neti. En este caso, uno debe cocinar el aceite junto con las hierbas por unos minutos, de manera que las propiedades se mezclen, y después añadirlas a la solución del neti.

Cómo preparar hierbas para la vasija neti

El método más simple es primero preparar una infusión caliente de las hierbas, remojando las hierbas en agua caliente, algo similar a hacer un té, y luego añadir este té herbal resultante al agua para la vasija neti.

Sin embargo, debe tener cuidado que la infusión preparada no sea muy fuerte, particularmente una de hierbas picantes. Empiece con una infusión suave, como un cuarto de cucharadita de la hierba por taza de agua. Siempre puede incrementar la fuerza según lo vaya necesitando, o tan solo use el té herbal diluido en agua, para la vasija neti.

Un segundo y más simple método es añadir unas pizcas de hierbas en polvo directamente al agua caliente para la vasija neti, dejándolas unos momentos en remojo. Sin embargo, asegúrese de que las partículas de la hierba no sean tan grandes que vayan a irritar la nariz y le hagan estornudar o causen otro malestar. Filtre la mezcla antes, si esto puede llegar a ser un problema.

Un tercer método es tomar unas cuantas hojas de una hierba aromática como menta, salvia o albahaca y remójelas en una taza de agua tibia toda una noche, preferiblemente en un recipiente de cobre. Esto se denomina una infusión fría en el idioma herbal occidental. Use esta agua en la mañana para la solución de la vasija neti, pero caliéntela un poco primero.

Terapias limpiadoras o tonificadoras

Las terapias ayurvédicas son ampliamente divididas en dos grupos principales, limpiadoras o tonificadoras. Las terapias limpiadoras ayudan a remover toxinas y reducir excesos, particularmente las acumulaciones de *vata*, *pitta* y *kapha*. Casi todo el uso de la vasija neti ocurre a este nivel y este efecto puede ser aumentado por medio de otras terapias desintoxicantes nasales (*nasya*).

Las terapias tonificantes tienen por objeto construir tejidos del cuerpo o incrementar la vitalidad total, incluyendo el fortalecimiento del sistema inmune. La vasija neti puede ser usada de este modo también. Esto requiere la adición de hierbas y aceites tonificantes a la mezcla original de sal.

Por lo general, el uso de terapias de limpieza precede a las terapias de tonificación, ya que uno tiene que remover toxinas antes de volver a construir tejidos.

1. Terapias de limpieza y la vasija neti

Para ayudar con la limpieza de las fosas nasales y los senos paranasales, son añadidas varias hierbas a la mezcla del neti, principalmente las de sabor picante. Muchas de estas especias tienen propiedades nervinas para estimular el cerebro y los sentidos, estas ayudan contra el letargo, la depresión y la fatiga mental. Muchas son expectorantes, las cuales son hierbas buenas para remover mucosidad, y otras son diaforéticos o hierbas que promueven el sudor y mejoran la circulación periférica, incluyendo circulación a la cabeza.

Especias y aromáticas suaves

Las mejores hierbas para usar como agentes limpiadores con la vasija neti son especias suaves. Estas incluyen salvia, tomillo, albahaca, menta y hierbabuena. Otras hierbas de sabor picante que son reductoras de mucosidad como helenio o arrayán, pueden usarse de la misma manera.

Tulsi o albahaca sagrada de la India

El tulsi (*Ocinum sanctum*) o la albahaca sagrada de la India es una de las mejores hierbas para el cerebro, nervios y corazón, y es quizá la mejor hierba para usarse en la vasija neti. Es tradicionalmente usada en la práctica de Yoga para promover devoción y para despertar capacidades de percepción más altas. Es excelente para gripas, refriados, alergias y problemas paranasales.

Jengibre

El jengibre es probablemente la hierba más usada para terapia de *nasya* ayurvédica. El jengibre es en particular efectivo para abrir las fosas paranasales, estimular los sentidos y promover la actividad perceptiva del cerebro. Sin embargo, el jengibre es tibio, si no caliente, y puede tener un efecto irritante. Al principio úselo en dosis bajas, solo use unas pizcas en polvo o haga una infusión débil. No se sorprenda si lo hace estornudar o sonarse la nariz. Esto puede ser una buena señal de que está actuando para limpiar la nariz y las fosas paranasales.

Otra especia buena para esto es la canela. El cardamomo también puede usarse, pero en una solución suave. La nuez moscada puede promover el sueño.

Cálamo

El Ayurveda tradicional principalmente usa la hierba cálamo (*Acorus calamus*) para limpiar las fosas paranasales y lo añade a muchos aceites de *nasya*. Una pizca de polvo de cálamo puede añadirse al neti para este propósito, o puede hacerse una infusión suave y añadirla a la solución de neti. El cálamo es en particular efectivo para abrir las fosas paranasales, estimulando los sentidos y promoviendo la actividad perceptiva del cerebro.

Se usa muchas veces después de un ataque cardíaco, para regresar el poder del habla y para revitalizar los nervios.

Sin embargo, tenga en cuenta que la FDA no recomienda el cálamo para consumo interno, en forma de té herbal. De todos modos, su uso en la mezcla con la solución de neti no es un problema.

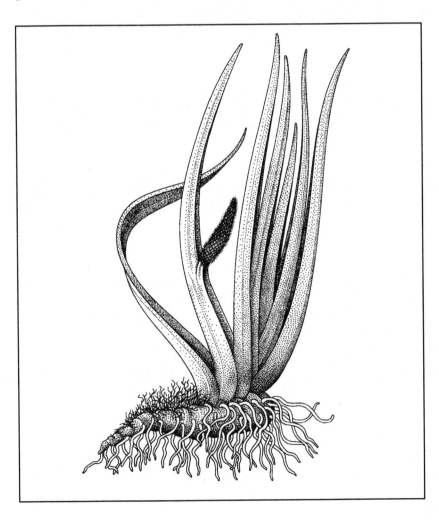

Hierbas refrescantes

Además de las especias picantes, las cuales son utilizadas principalmente por su acción de caliente, las hierbas amargas y astringentes, que tienen una naturaleza refrescante, pueden ser añadidas para reducir el calor y la inflamación en la cabeza y para promover el alivio de las vías nasales.

Algunas de estas hierbas amargas tienen propiedades nervinas para abrir, aclarar y calmar la mente y los sentidos. Buenas hierbas de este tipo incluyen escutelaria, lúpulo y zapatilla de dama.

Mientras que la mayoría de las especias son calientes, algunas como la menta y el cilantro tienen efectos refrescantes suaves, y como tal pueden ser usadas para dichas condiciones. Sedantes nervinos aún más fuertes, como la valeriana, o su pariente ayurvédico, el jatamamsi (*Nardostachys jatamansi*)[20] pueden ser usados de este modo, pero su sabor y olor pueden ser desagradables, lo cual puede ser difícil de manejar para mucha gente en sus fosas nasales.

Gotu kola y brahmi

Gotu kola es quizá la mejor hierba para neti, la cual combina propiedades nervinas, astringentes y amargas. Unas pizcas de polvo de gotu kola pueden añadirse a la solución neti o una infusión de la hierba.

La hierba gotu kola tiene un efecto refrescante, calmante y clarificante en la mente y los sentidos. Un pariente ayurvédico cercano llamado brahmi (*Hydrocotyle asiática*) es efectivamente un poco mejor, pero no siempre está disponible en una tienda regular de hierbas. Se considera que tiene un efecto rejuvenecedor (*rasayana*) para mejorar la memoria, promover la meditación y contrarrestar el proceso de envejecimiento. Tomado en la vasija neti, puede tener un efecto más fuerte e inmediato en el cerebro. *Manduka parni* (*Bacopa monnieri*) es otra hierba ayurvédica y un sustituto de brahmi que también puede usarse.[21]

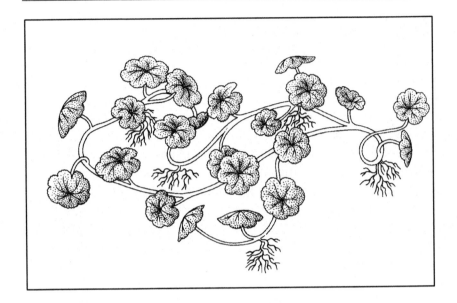

Sándalo

Una infusión muy suave y fría de sándalo (no el aceite sino la madera o el polvo) es muy buena para una acción refrescante. Puede ser añadida a la mezcla neti para calmar mente, nervios, corazón y para reducir fiebre, inflamación o calor en la cabeza.

2. Terapias tonificantes y la vasija neti

Para individuos que sufren de sequedad en las fosas nasales y deficiencia de peso o fluidos corporales, es indicada una aproximación tonificante. Para este propósito, uno añade un poco de aceite nutritivo, como el aceite de sésamo a la mezcla de *nasya*, como ya hemos mencionado, o simplemente aplicar el aceite dentro de las fosas nasales.

Otro método es añadir una hierba demulcente (una que alivie las membranas mucosas) a la mezcla del neti. Es probable que la mejor hierba para este propósito sea el regaliz, pero debe usarse en una infusión suave; sus cualidades son muy calmantes para la nariz y la garganta. Otras hierbas demulcentes son olmo, malvavisco, consuelda, la hierba ayurvédica shatavari (*Asparagus racemosa*);

también pueden ser usadas en infusiones ligeras. Estas hierbas pueden ayudar a soltar las mucosidades secas en la cabeza y ayudan a licuarlas y a eliminarlas del cuerpo.

Aceites ayurvédicos para *nasya*

El método más importante de *nasya* o terapia nasal en la medicina ayurvédica es el uso de aceites como el sésamo-ajonjolí, ya sea por si solos, o junto con otras hierbas. Ya hemos discutido que podemos añadir pequeñas cantidades de sésamo y otros aceites en la vasija neti. Estos aceites también pueden ponerse directamente dentro de la nariz con la ayuda de un gotero, o pueden ser frotados con suavidad dentro de la nariz, poniendo unas pocas gotas en el dedo meñique.

Poner unas cuantas gotas de aceite de sésamo en la nariz ayuda a remover sequedad y calma el dolor y la irritación; sin embargo, puede incrementar la congestión. Si eso es un problema, dichos aceites no son usados a menos que se les añadan hierbas aromáticas para contrarrestar este efecto.

Para la terapia *nasya*, Ayurveda principalmente usa varios aceites medicados de ajonjolí (*siddha tailas*); las hierbas son preparadas o cocidas en una base de aceite de sésamo. Hay unos cuantos aceites *nasya* preparados por varias compañías ayurvédicas, farmacias o clínicas que ahora están disponibles en el mercado.

Para limpiar las fosas nasales, las hierbas picantes y aromáticas como alcanfor, eucalipto, menta, cálamo y jengibre son usadas en la base del aceite. Para calmar y tonificar las fosas nasales, las hierbas demulcentes como regaliz o shatavari se usan cocinadas en la base del aceite, como la fórmula tradicional *anu taila*. Dicha terapia de aceite, llamada *snehana* en Ayurveda, es una terapia ayurvédica importante, en particular para tratar *vata*, en condiciones de aire elevado.

Aceites *nasya* y la vasija neti

Los aceites *nasya* pueden ser usados aún más fácil y sin esfuerzo que la vasija neti. Cuando uno necesita tratar las fosas nasales a cualquier hora del día, uno solo debe poner unas gotas de aceite dentro de estas. Algo de aceite se puede salir o causar estornudo o aclarar las fosas nasales, pero puede usar un pañuelo para manejar esto con facilidad. Es particularmente bueno llevar *nasya* con usted cuando se va de viaje. Puede usarlo en el avión o en el aeropuerto donde la vasija neti no es conveniente. Las personas con congestión a menudo hacen mejor usando una preparación de aceite *nasya* aromático más que la vasija neti. Aquellos que tienen mucha resequedad en las fosas nasales harían bien usando una preparación calmante de *nasya* o simplemente colocando aceite de sésamo en la nariz. También es bueno aplicar aceite *nasya* después de haber usado la vasija neti para fortalecer y prolongar sus efectos.

Cuando piense en el uso de la vasija neti, también recuerde el uso de los aceites nasya. Son dos terapias relacionadas y trabajan muy bien juntas. Uno puede adquirir varios tipos de aceites *nasya* de diferentes compañías ayurvédicas y clínicas. A menudo su propio terapista ayurvédico se lo prescribirá y lo tendrá disponible. Usualmente será una pequeña botella de aceite con un gotero.

Neti y otras terapias

Aromaterapia

El uso de hierbas picantes y aromáticas en la solución de la vasija neti es así mismo una clase de aromaterapia, las hierbas aromáticas tienen una acción poderosa para abrir las fosas nasales y los senos paranasales. Sin embargo, uno nunca debe usar aceites aromáticos o esenciales de hierbas directamente en el neti, porque los aceites esenciales pueden ser irritantes, poderosos e inclusive quemar o dañar las membranas mucosas, incluyendo los aceites de hierbas refrescantes como el sándalo; use una infusión suave hecha de las hierbas cortadas, cernidas o en polvo, en su lugar.

Una aromaterapia herbal relacionada es aplicar una pequeña cantidad de un aceite aromático en la base de la nariz, donde puede uno fácilmente inhalarlo durante el día. De esta manera puede usarse aceites aromáticos como alcanfor, eucalipto, menta o gaulteria.

Es bueno inhalar un poco de dichos aceites aromáticos después de usar la vasija neti para ayudar a abrir las fosas nasales todavía más. Uno puede dejar una gota o dos del aceite aromático en la base de la nariz, para después incrementar el efecto de la vasija neti. Los bálsamos naturales para el dolor, como la pomada del tigre o los aceites ayurvédicos para el dolor, los cuales contienen dichas hierbas aromáticas, pueden ser usados de la misma manera.

La terapia de vapor y el uso de compresas calientes

Otra terapia importante de *nasya* es colocar una compresa caliente en la región de las fosas nasales y senos paranasales. Se puede agregar a la compresa una pequeña cantidad de un aceite especiado y aromático como eucalipto o gaulteria, o un poco de polvo de jengibre, para fortalecer el efecto. Esto puede hacerse antes de usar la vasija neti para aquellos que necesiten algo más fuerte para abrir las fosas nasales, o puede usarse como sustituto de la vasija neti. Es en particular bueno para aquellos que sufren de dolores de cabeza debidos a los senos paranasales.

Inhalar vapor, particularmente de hierbas aromáticas como jengibre, menta o eucalipto es otro método. Se le pueden añadir aceites aromáticos al agua en pequeñas cantidades para el vapor, o pequeñas cantidades de hierbas aromáticas que pueden ser cocinadas en esta agua. Sin embargo, tenga cuidado porque dichos aceites aromáticos pueden irritar el rostro y causar enrojecimiento (puede protegerse contra esto poniendo un poco de aceite de sésamo o aceite de coco en su rostro). Ayurveda tiene muchas de dichas terapias de vapor, llamadas *swedana*, las cuales son usadas como importantes métodos de desintoxicación.

El masaje facial y la terapia de *marma*

El masaje facial es una buena práctica para hacerse antes de usar la vasija neti, particularmente en situaciones de congestión, o para ayudar a aclarar las fosas paranasales en su totalidad. A este respecto la medicina ayurvédica recomienda la manipulación de ciertos puntos de energía en el cuerpo llamados *marmas*, que aproximadamente se asemejan a los puntos de acupuntura. *Phana marma* o el "punto de la serpiente" es la región *marma* ubicada cerca de las fosas nasales.

El principal punto *phana marma*, que es tan grande como la punta de un dedo, está localizado en la base exterior de las fosas nasales en la parte baja de la nariz. Existen puntos secundarios a lo largo de los lados de la nariz, están hacia arriba hasta donde el hueso se conecta con el cartílago. Podemos aplicar acupresión a estos puntos, o masajearlos de manera gentil de forma circular o de arriba a abajo.

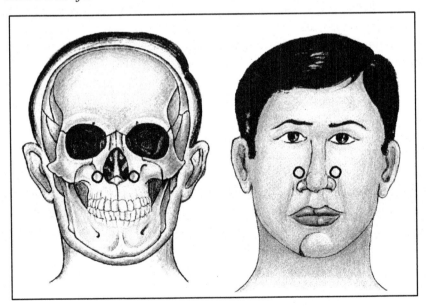

Phana marma

Es bueno masajear el perímetro exterior completo del hueso nasal desde la base a la parte más alta de la nariz, suavemente presionando el cartílago de la nariz también. Si se hace esto a usted mismo, puede usar los dedos medios de sus manos y hacer ambos lados de las fosas nasales simultáneamente, moviéndose desde la base hasta la parte más alta de la nariz, y bajar otra vez aplicando un poco de presión, suave pero firme, y un movimiento hacia arriba y hacia abajo, sosteniendo la presión algún tiempo con un movimiento circular en cualquier área sensible que pueda encontrar en el camino.

Otra buena área para masajear junto con el uso del neti es la región debajo del pómulo cerca del margen superior de los dientes y la mandíbula, esta área se conecta el paladar suave y ayuda a abrir las paranasales internamente; esta es el área de *shringataka marma,* en el pensamiento ayurvédico y está conectada a el paladar suave y las paranasales interiores. Para automasajearse, puede continuar desde abajo de la nariz y hacia afuera hasta este punto debajo de la mandíbula superior y sostener la presión por un tiempo para abrir la energía.

Otros puntos especiales *marma* alrededor de los ojos como *apanga marma*, que quedan a las esquinas exteriores de los glóbulos oculares, pueden ayudar a drenar la mucosidad de las paranasales detrás de los ojos, y ayudan a tratar los dolores de cabeza debidos a los problemas de senos paranasales.[22]

Gárgaras con hierbas

Las gárgaras de hierbas o enjuagues de la garganta son otros adjuntos que ayuda al uso de la vasija neti y para todas las terapias nasales que apuntan hacia la nariz. Para una acción de limpieza adicional en la cabeza y garganta, uno puede hacer gárgaras con un poco de sal o hierbas especiales como cúrcuma o arrayán[23] u otras especias suaves y astringentes.

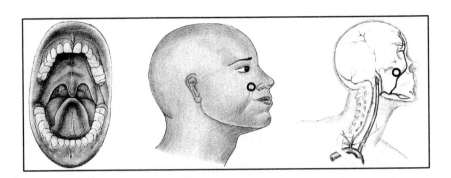

Shringataka marma

Hacer gárgaras no solo es bueno para la garganta adolorida sino para cualquier irritación, laringitis o condiciones de garganta seca en general (use aceites como el de sésamo con hierbas demulcentes tales como el regaliz, para dichos problemas de resequedad). Tal limpieza de la garganta ayuda en la descarga de mucosidad de las fosas paranasales. Es bueno hacerlas, cuando las fosas nasales están muy bloqueadas como para usar la vasija neti. Las gárgaras pueden ayudar a abrirlas, para permitir subsecuentemente, el uso de la vasija neti.

Los lavados de ojos

Ayurveda tiene un set entero de lavados de ojos (también llamados *netra basti*).

Se puede usar simple agua fría, así como mezclas de hierbas suaves como agua de rosas que pueden ser vertidas o aplicadas en gotas de manera suave en los ojos. En el herbalismo occidental, hierbas como eufrasia y flores de crisantemo son específicas para este propósito. Sin embargo, sea muy cuidadoso en no poner ninguna hierba picante o caliente o aceites herbales en los ojos, ya que pueden ser irritantes poderosos para los ojos. No se deben usar aceites herbales esenciales incluyendo el sándalo, ya que estos pueden irritar los ojos también.

Un poco de aceite de ajonjolí-sésamo o *ghee* (mantequilla clarificada) puede ser usado para calmar los ojos, ya sea aplicado directo en los ojos o simplemente puesto en los párpados y la región alrededor de los ojos. El *ghee*, de hecho, es preferible en esta instancia, ya que tiene una afinidad especial con los ojos. Dicha limpieza y alivio de los ojos puede ser un buen adjunto a la vasija neti y otras terapias *nasya*. Es grandioso para tratar problemas de los ojos y para ayudar a drenar las fosas paranasales detrás de los ojos.

8.

Neti y el manejo de condiciones específicas

El uso de la vasija neti puede ayudar con muchos problemas de salud, pero usualmente requiere de la guía de un profesional del cuidado de la salud, si uno quiere usar hierbas especiales y aceites en la solución del neti. En lo siguiente, he listado un número de condiciones importantes en que la vasija neti y las terapias relacionadas con *nasya* pueden usarse en especial para estas prácticas. Dichos métodos no necesariamente van a curar estas condiciones, pero pueden ayudar a reducir los síntomas relacionados y vale la pena incluirlos entre los diferentes tipos de tratamiento. Por favor examine libros de tratamientos ayurvédicos para detalles de cómo aproximarse a dichas quejas de salud desde una perspectiva yóguica.[24]

Tabique desviado

Muchas personas nacen con un tabique desviado que inhibe el flujo del aire a través de una fosa nasal u otra. A menudo una fosa nasal puede estar bloqueada más del 70 %, o todo el tiempo. Naturalmente esa fosa nasal va a tender más a la congestión, lo que puede llevar a otros problemas de salud y a un desequilibrio general de la energía en el cuerpo.

Cuando este es el caso, el uso de la vasija neti es en particular importante para mantener ambas fosas nasales abiertas. Si la desviación es menor, el uso regular de la vasija neti puede ser un buen sustituto para una cirugía correctiva, la cual puede tener efectos secundarios.

Polipos nasales

La vasija neti puede ayudar a corregir pólipos nasales calmando la línea de mucosidad de la nariz y mejorando la circulación en general. Hierbas más específicas para este propósito pueden ser de ayuda dependiendo de la naturaleza y la causa de los pólipos, incluyendo hierbas que tienen el poder para reducirlos.[25]

Los resfriados y la gripe

El uso de la vasija neti, en particular junto con hierbas picantes como jengibre en pequeñas cantidades, es una buena terapia para tratar resfriados leves y la gripa. Es grandiosa para la congestión de un resfriado común, siempre y cuando no sea muy severo. Recuerde usar la vasija neti junto con el consumo de tés herbales como jengibre y canela.

La vasija neti también puede ayudar en el tratamiento de la tos, especialmente aquellas que son resultado del escurrimiento de mucosidad desde la cabeza hacia dentro de la garganta, ya sea crónico o agudo.

La inflamación de las glándulas

Al remover la mucosidad de la cabeza y abriendo la circulación de energía, el uso de la vasija neti puede ayudar a limpiar todo el sistema linfático y a reducir la inflamación de las glándulas, particularmente en las regiones de cabeza, cuello y pecho. Puede ayudar con la hipertrofia de las adenoides en niños.

Alergias en los senos paranasales

El uso de la vasija neti es una de las mejores terapias para las alergias de los senos paranasales de todos los tipos. Es mejor durante la fase no aguda de la enfermedad, como una medida preventiva. Puede usarse en la etapa más aguda, pero se requiere de más pericia.

Si las fosas nasales se mantienen claras, el cuerpo es capaz de filtrar el polen y los contaminantes que causan o agravan las alergias. Si su temporada de alergia se acerca, debe de considerar prepararse para esta, usando vasija neti regularmente. Si está en medio de su temporada de alergia, recuerde usar la vasija neti para protegerse del polen.

Asma

Para pacientes que sufren de asma, particularmente debido a las alergias, es importante mantener los pasajes nasales despejados de los alérgenos irritantes y contaminantes. La vasija neti es grandiosa para esto. Vale la pena considerarlo como una parte integral de cualquier régimen diario contra la alergia, aunque no es ningún sustituto para los métodos usuales del tratamiento.

Dolores de cabeza

La vasija neti es una buena medida de prevención para el dolor de cabeza sinusal.

Algunas personas lo encuentran de gran ayuda cuando están lidiando con migrañas y otros tipos de dolores de cabeza. Ya que mejora la circulación en la cabeza, sus efectos se extienden a muchos tipos de dolores de cabeza o molestias. El uso de hierbas como jengibre o cálamo dentro la vasija neti, o junto con esta, puede traer alivio adicional.

La mala digestión

De acuerdo con el pensamiento ayurvédico y yóguico, *Prana* o la energía vital detrás de la respiración es también la base del fuego digestivo y es, por sí mismo, el poder que nos permite comer nuestro alimento.

Esto quiere decir que si nuestra fuerza pránica es débil, es muy probable que nuestro apetito y digestión se deterioren. Por eso, mejorar el poder de la respiración o *Prana* puede ser de gran ayuda para mejorar la digestión. Cualquiera que esté sufriendo de problemas digestivos debe considerar el uso de la vasija neti como una ayuda adicional, particularmente si también sufren de una disminución de la capacidad para respirar.

La acumulación de mucosidad en la cabeza está relacionada con la acumulación de toxinas en el tracto digestivo.[26] La mucosidad en la cabeza a menudo ocurre junto con la mucosidad en el tracto digestivo y se refleja en una cubierta gruesa y grasosa en la lengua. Si tiene tanto una cubierta en la lengua como una congestión en las fosas nasales, ambas condiciones pueden ser parte del mismo problema. Tratar una puede ayudar a la otra.

Estreñimiento

Los pulmones y el intestino grueso están conectados en sus funciones de acuerdo con la medicina china tanto como la ayurvédica. Esto quiere decir que si nuestras fosas nasales están bloqueadas, puede haber una disfunción correspondiente o lentitud en el colon. Si este es el caso, el uso de la vasija neti puede ayudar también, promoviendo la eliminación.

Obesidad

La relevancia de la vasija neti en el tratamiento de obesidad y sobrepeso, ya ha sido resaltada antes en el libro. El uso diario de la vasija neti estimula la digestión y la circulación y ayuda a promover la eliminación de la mucosidad, el agua y el exceso de grasa del cuerpo.

Es particularmente bueno usar la vasija neti junto con una pequeña cantidad de hierbas estimulantes como jengibre, canela o cálamo, las cuales promueven el quemar grasa en el cuerpo. Mientras que no es directamente un método para reducir peso, el uso de la vasija neti puede ser un buen apoyo secundario a este proceso.

Las enfermedades de la piel y el acné

El uso de la vasija neti ayuda a promover la circulación, que puede ayudar a manejar condiciones de la piel, irritaciones o crecimientos; en especial aquellos que suceden en la región de la cabeza, rostro o cuello. El exceso de la mucosidad es también una causa del acné. Al promover la descarga de la mucosidad, la vasija neti también puede ayudar en estas condiciones. Como la piel seca está conectada a las fosas nasales secas, el uso del vasija neti y los aceites *nasya* calmantes, también pueden ayudar con este problema.

La artritis

La artritis es una enfermedad de circulación pobre y acumulación de toxinas en los huesos. El uso de la vasija neti estimula el flujo de *Prana* a través del sistema nervioso y la circulación, también a través del sistema esquelético. De ahí que, no siendo una terapia principal para la artritis, la vasija neti puede ser de gran ayuda.

Las enfermedades del corazón

El uso de la vasija neti puede ayudar en promover la circulación y la eliminación de mucosidad y placas (que son una forma de mucosidad) del sistema respiratorio y del sistema circulatorio. De esta manera, puede ser una medida de apoyo para los pacientes con problemas del corazón, en particular cuándo se practica junto con respiración profunda (*pranayama*).[27] Ya que en el pensamiento yóguico, la mente y el cuerpo están conectados, debemos de considerar también otros métodos yóguicos, como la meditación para tales condiciones.

El insomnio

El insomnio puede estar relacionado con el bloqueo de las fosas nasales, el resultado de una respiración pobre, que no permite un sueño profundo. Si este es el caso, el usar la vasija neti antes de dormir puede ser de gran ayuda, pero debe usarse por lo menos por un mes, para tener su efecto completo. No es un remedio rápido.

Algunos de los insomnios están relacionados con apnea del sueño, o una falla de la respiración, lo que da lugar a palpitaciones que despiertan a la persona. La vasija neti puede prevenir estas condiciones también.

Roncar es otro problema relacionado que el uso de la vasija neti puede ayudar a corregir. Si las fosas nasales están limpias y claras, el roncar, el cual consiste en respirar por la boca, es menos probable que ocurra.

La función inmune débil

Al fortalecer la respiración y la fuerza vital en general, protegiendo nuestras fosas nasales y protegiendo en contra de la vulnerabilidad de los patógenos exteriores, la vasija neti es de gran ayuda para cualquier condición de un sistema inmune débil.

La práctica de *pranayama*, o respiración yóguica, es la herramienta más importante para levantar la capacidad de respuesta del sistema inmune. Cualquiera que esté sufriendo de una función baja del sistema inmune, ya sea suave o severa, debe de considerar las terapias yóguicas y ayurvédicas, al menos como medidas de apoyo para el estilo de vida.[28]

La fatiga crónica y el nivel de energía bajo

Casi todos los síntomas del síndrome de fatiga crónica y muchas condiciones relacionadas con energía baja están asociadas con una respiración pobre y senos paranasales bloqueados. El uso regular de la vasija neti y la práctica de *pranayama* también pueden ser ayudas importantes en el tratamiento. Más *Prana* siempre significa más energía, lo cual nos ayuda en todos los niveles.

Convalecencia

Ya hemos notado que la vasija neti es buena para la convalecencia y pacientes en cama que no pueden ejercitarse demasiado se vuelven lentos y fácilmente pueden acumular mucosa en la cabeza. Sin embargo, el uso de la vasija neti puede ayudar a que se recuperen de casi cualquier enfermedad, ayudando a restaurar la energía vital dentro de nosotros. Esto es particularmente cierto con respecto a las enfermedades de la cabeza, los pulmones y el corazón.

Los desórdenes del sistema nervioso

Al mejorar la circulación en la cabeza, el cerebro y el sistema nervioso, el usar la vasija neti ayuda para todos los desórdenes del sistema nervioso en general. Es particularmente bueno para pacientes después de un ataque cardíaco, les ayuda a recuperar sus facultades como el habla, por su estimulación, no solo de los nervios sino también de los órganos sensoriales y motores. Debido a que ayuda a mejorar la circulación hacia la cabeza, la vasija neti puede ayudar con herpes, SAT (síndrome de articulación temporomandíbular) y otras condiciones de dolor de los nervios en la cabeza.

Los desórdenes psicológicos

Así como con condiciones del sistema nervioso, al mejorar la circulación a través del cerebro y del sistema nervioso, el uso de la vasija neti ayuda con problemas psicológicos. Es particularmente bueno para la lentitud, la depresión o la ansiedad, los cuales están relacionados a una circulación pobre en la cabeza. Es difícil pensar con claridad, estar tranquilo o feliz, o manejar el estrés si nuestras fosas nasales están bloqueadas y nuestra respiración está afectada.

Otros métodos yóguicos como los mantras y la meditación son de mucha ayuda para condiciones psicológicas y deben ser consideradas también.

La depresión

La depresión emocional está a menudo relacionada con una circulación pobre de energía en el cerebro y los sentidos, o es causada por esta. La vasija neti puede ser un importante instrumento para tratar esto. Es ciertamente más fácil usarlo, y menos costoso que muchas drogas antidepresivas ahora disponibles en el mercado. Es prudente revisar las fosas nasales primero para determinar si la dificultad para respirar a través de estas es parte de la condición que usted pueda estar padeciendo.

Ansiedad

La ansiedad está a menudo conectada con un sentimiento de dificultad para respirar o de respirar a través de la boca. Usando la vasija neti para facilitar una mejor respiración puede ayudarle con esta condición. Observe el patrón de respiración cuando esté sintiendo ansiedad, y vea si este es el caso.

Conclusión

Ya que la vasija neti no es una panacea, existen algunos problemas de salud que aun con su uso regular no puede ayudar a mejorar. Y, por supuesto, siempre será un instrumento útil para la prevención de enfermedades y para promover una mejor salud, vitalidad y conciencia. La vasija neti puede reducir la necesidad de antibióticos u otros medicamentos para las fosas paranasales y salvarnos de visitas al doctor poco necesarias.

Es un instrumento maravilloso que nos ayuda a tener más control sobre nuestra propia salud, ayudándonos a tener una respiración más profunda, lo que puede transformar nuestras vidas.

Recuerde que estos simples métodos, que usted usa para mejorar su salud, tienen beneficios a largo plazo, que pueden ser tan importantes como lo son las terapias médicas complejas y los procedimientos detallados médicos. ¡Que el uso de este pequeño instrumento le traiga mejor salud, energía y conciencia!

Parte III

Apéndice y recursos

9.

Glosario

Aceite de nasya: aceites ayurvédicos medicados que se colocan en las fosas nasales, por lo general mediante un gotero. Usualmente se preparan a base de aceite de ajonjolí, al cual se le añade una variedad de hierbas y especias.

Agni: fuego digestivo.

Asana: posturas yóguicas.

Ayurveda: ciencia yóguica de sanación.

Chakras: centros de energía sutil.

Doshas: humores biológicos en Ayurveda.

Hatha Yoga: el sistema de Yoga principal para trabajar en el cuerpo y mente.

Ida: canal asociado con la fosa nasal izquierda de naturaleza lunar.

Irrigación nasal: la limpieza de las fosas nasales por medio del flujo de agua a través de estas.

Kapha: humor biológico de agua.

Kundalini: energía sutil en las prácticas avanzadas de Yoga.

Mantra: energía de sonido que trae la sanación.

Marmas: puntos de presión y energía en Ayurveda.

Nadi shodhana: purificación de los canales o *nadis*. Otro nombre para el ejercicio de respiración por fosas alternadas.

Nadi: canal sutil de la mente, *prana* o sistema nervioso.

Nasa: nariz.

Nasya: terapia nasal en la medicina ayurvédica.

Neti: el proceso de limpieza de las fosas nasales, por lo general utilizando agua.

Pancha karma: sistema de desintoxicación ayurvédico que consiste en cinco terapias que incluyen el uso de enemas, purgantes, vómito terapéutico, terapias nasales y eliminación terapéutica de la sangre.

Pingala: canal asociado con la fosa nasal derecha de naturaleza solar.

Pitta: humor biológico de fuego.

Prana: fuerza vital, energía vital, poder de la respiración.

Pranayama: prácticas yóguicas de respiración y energía.

Respiración por fosas alternadas: una práctica de respiración yóguica en la cual se respira por una fosa nasal a la vez y se mantiene la otra cerrada.

Snehana: terapia ayurvédica de aceite.

Swedana: terapia ayurvédica de vapor.

Taila: aceite ayurvédico medicinal.

Terapia de tonificación: terapia para aumentar el peso corporal, la fortaleza y la vitalidad.

Tulsi: albahaca sagrada de la India, una hierba importante utilizada en la terapia de *nasya*.

Vasija neti: recipiente utilizado para la irrigación nasal.

Vata: humor biológico de aire.

Vayu: elemento cósmico de aire y fuerza de la vida universal.

Yoga: sistema para unificar el individuo con la conciencia universal.

10.

Bibliografía

Chopra, Deepak and David Simon. *The Seven Spiritual Laws of Yoga.* Hoboken, New Jersey: John Wiley and Sons, Inc. 2004.
Frawley, Ranade and Lele. A*yurveda and Marma Therapy: Energy Points.*
in Yogic Healing. Twin Lakes, Wisconsin: Lotus Press, 2003.
Frawley, Dr. David. *Ayurvedic Healing: A Comprehensive Guide*, second edition. Twin Lakes, Wisconsin: Lotus Press, 2001.
Frawley. Dr. David. *Yoga and Ayurveda: Self-Healing and Self-Realization.*
Twin Lakes, Wisconsin: Lotus Press, 1999.
Frawley and Kozak. *Yoga for Your Type: An Ayurvedic Guide to Your Asana*
Practice. Twin Lakes, Wisconsin: Lotus Press, 2001.
Frawley, Dr. David and Dr. Vasant Lad. *The Yoga of Herbs.* Twin Lakes, Wisconsin: Lotus Press, 1986.
Hatha Yoga Pradipika of Svatmarama.
Iyengar, B.K.S. *Light on Pranayama.* New York, NY: Crossroad, 1998.
Joshi, Dr. Sunil. *Ayurveda and Panchakarma.* Twin Lakes, Wisconsin: Lotus Press, 1997.
Lad, Dr. Vasant. *Ayurveda, The Science of Self-Healing.* Twin Lakes, Wisconsin: Lotus Press, 1984.
Rama, Swami, Dr. R. Ballentine and Dr. A. Hymes. *Science of Breath.* Honesdale, PA: Himalayan Institute Press, 1998.
Shivananda, Swami. *The Science of Pranayama.* Tehri-Garhwal, India: Divine Life Society, 1978.
Vishnudevananda. *Complete Illustrated Book of Yoga.*
Smith, Atreya. *Prana, The Secret of Yogic Healing.* York Beach, Maine: Samuel Weiser, 1996.
*Yoga Sutra*s of Patanjali.

11.

Información del autor

El Dr. David Frawley (Pandit Vamadeva Shastri) es un maestro reconocido mundialmente en el campo del conocimiento védico. Ha trabajado en los campos relacionados con Yoga, medicina ayurvédica y astrología védica durante los últimos treinta años. Ha escrito más de treinta libros sobre estos temas y ha capacitado a muchos estudiantes en su vida. Actualmente es el director del *American Institute of Vedic Studies* en Santa Fe, Nuevo México.

American Institute of Vedic Studies

El instituto es un centro de educación e investigación y ofrece cursos, publicaciones y recursos para aquellos que desean adquirir conocimientos más profundos en las tradiciones védicas. Ofrece tres programas principales en Yoga y Ayurveda, fundamentos de la astrología védica y Ayurveda. Está afiliado con diversas asociaciones e instituciones de enseñanza como el *California College of Ayurveda* (Escuela de Ayurveda de California) y otras en Europa e India.

Para mayor información contactar a:

American Institute of Vedic Studies
PO Box 8357, Santa Fe NM 87504-8357
Tel: 505-983-9385, Fax: 505-982-9156
Website: www.vedanet.com
Email: vedicinst@aol.com

12.

Notas al pie

1. Aunque suena similar no es el mismo término en el sentido de neti negación: "no esto, no aquello" como en "neti, neti", de la filosofía yóguica.
2. Diríjase a los *Yoga Sutras* de Patanjali para más información, en particular su segunda sección o pada.
3. Esto no es solo para promover la salud y la conciencia, sino para reducir la cantidad de violencia en el mundo.
4. Como los *Yoga Upanishads* como *Pingala, Yogashikha, Yogakundali, Paingala, Shandilya* y *Jabaladarshana.*
5. El poder de la serpiente Kundalini o del Yoga en sí es una especie de despertar del *Prana.*
6. El libro principal de referencia de Hatha Yoga es el *Hatha Yoga Pradipika.*
7. Para más información sobre este tema, consulte *Yoga and Ayurveda* del mismo autor.
8. También puede encontrar un cuestionario constitucional en el libro de *Ayurvedic Healing* que está disponible en el libro *Yoga For Your Type.*
9 Esta es la razón por la cual Prana se conecta con el gran dios Shiva, el señor de los yoguis. Shiva representa el Prana supremo del cual toda la vida y la conciencia surge. Shiva es también considerado como el gurú original (Adinath) de la tradición Hatha Yoga en los textos antiguos como el *Hatha Yoga Pradipika.*
10. Técnicamente, en las unidades de los dedos o dígitos del ángulo en sánscrito (refiérase a *Ayurveda and marma therapy* de Frawley, Ranade, Lele)
11. Ayurveda y Yoga reconocen la existencia de cinco *pranas.* El *prana* en la cabeza es el *Prana* maestro entre los cinco. De los otros Pranas cada uno tiene un nombre y función distinctiva. Udana, el movimiento pránico de aire ascendiente, gobierna el habla y el esfuerzo. Apana, el movimiento pránico de aire descendiente, gobierna la eliminación y la reproducción. Vyana, el movimiento pránico de aire hacia el exterior, regula la circulación y la

extensión de las extremidades. Samana, el aire pránico de equilibrio, regula el proceso de digestión.

12. En la medicina ayurvédica, el mal uso o funcionamiento de los sentidos es una de las principales causas de todas las enfermedades.

13. Refiérase a la sección de recursos en la parte de atrás del libro.

14. Sin embargo, el revestimiento del colon no tiene muchas terminaciones nerviosas como la nariz, por lo que el uso de enemas o colónicos que consisten solamente en el agua no pueden ser experimentados como irritantes, incluso cuando se puede dañar el revestimiento del intestino grueso.

15. Nota bibliografía de libros de *pranayama* que discuten estas técnicas.

16. Dicha suspensión de la respiración yóguica es muy diferente a simplemente contener la respiración. Requiere la apertura a una mayor fuerza *pránica* en un nivel más profundo de la mente. No le estoy recomendando a nadie que simplemente trate de contener la respiración. La respiración profunda debe ser desarrollada primero. Por favor consulte a un maestro de yoga que le pueda ayudar con este proceso si desea hacerlo.

17. Lea el *Hatha Yoga Pradipika* II. 22-37.

18. Y la fórmula ayurvédica Trikatu (jengibre, pimienta negra y Pimienta larga).

19. *Pitta* también puede moverse hacia abajo causando calor, inflamación e infección en la parte inferior del cuerpo.

20. Jatamamsi tiene una mejor tonificación y el fortalecimiento de las competencias del cerebro y los nervios. La valeriana es más que un sedante.

21. Algunos libros se refieren a ayurvédicos como Bacopa Brahmi y Hydrocotyle como Manduka parni. Generalmente la Bacopa es más tonificante y el Hydrocotyle es más limpieza en la acción.

96 Neti: los secretos curativos de Yoga y Ayurveda

22. Refiérase a *Ayurveda and Marma Therapy* (Frawley, Ranade, Lele) para obtener más información sobre estos puntos *marma* y cómo utilizarlos.

23. Como la cúrcuma también funciona como un tinte amarillo, ¡tenga cuidado de no regarlo en su ropa!

24. Igual que *Ayurvedic Healing* del mismo autor.

25. Los pólipos tipo *vata* ocurren debido a la sequedad e irritación en la nariz. Pueden ser tratados con aceites como el de sésamo y hierbas calmantes y tonificantes. Pitta causa pólipos nasales como resultado del calor e inflamación en la cabeza y requieren un tratamiento de enfriamiento. Los pólipos tipo *kapha*, que son los más comunes, se producen por la mala circulación y acumulación de moco. Estos pueden tratarse mediante la estimulación, los desintoxicantes herbales y terapias nasales.

26. Lo que se llama *ama* en el pensamiento ayurvédico.

27. Las hierbas ayurvédicas como arjuna (Terminalia arjuna) y guggul (Commiphora mukul).

28. Muchas hierbas ayurvédicas son útiles como ashwagandha, shatavari y guduchi (Tinospora cordifolia).

AYURVEDA Y LA MENTE

Ayurveda y la mente es, tal vez, el primer libro publicado en Occidente que explora específicamente el aspecto psicológico de este gran sistema. El libro explora cómo sanar nuestras mentes en todos los niveles, desde el subconsciente hasta el superconsciente, y discute el papel que juega la dieta, las impresiones sensoriales, la meditación, los mantras, el Yoga y muchos otros métodos para crear integridad.

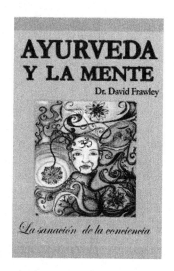

Ayurveda y la mente discute con lucidez y sensibilidad cómo crear integridad en cuerpo, mente y espíritu. Este libro abre la puerta a una nueva psicología energética que provee herramientas prácticas para integrarlas a los múltiples aspectos de la vida.

-Dr. Deepak Chopra, MD

Este libro es un recurso valioso para los estudiantes de Ayurveda, Yoga, Tantra y psicología. El Dr. David Frawley ha demostrado una vez más su talento único para digerir el conocimiento védico milenario y alimentarnos con este entendimiento, el cual nutre nuestro cuerpo, alma y mente.

-Dr. David Simón, MD

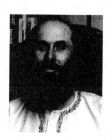

Escrito por el Dr. David Frawley

Publicado en español por Ayurmed
www.Ayurmed.org   libros@ayurmed.org

EL LIBRO DE COCINA AYURVÉDICA

El libro de cocina ayurvédica nos brinda una nueva perspectiva sobre el arte milenario de autosanación. Incluye más de 250 recetas probadas y degustadas, diseñadas específicamente para equilibrar cada constitución, con un énfasis en la simplicidad, facilidad, y una

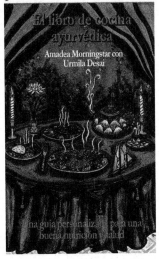

nutrición saludable. Diseñado para el paladar occidental, las recetas varían desde exóticos platos de la India hasta las clásicas y favoritas de nuestra cultura de Occidente. Las autoras de este interesante libro son Amadea Morningstar, M.A., nutricionista formada en Occidente y Urmila Desai, una formidable cocinera de la India, ambas instruidas en una variedad de tradiciones de sanación. El libro de cocina ayurvédica incluye discusiones a profundidad sobre la nutrición, perspectivas tridóshicas y diferentes maneras para implementar cambios sostenibles en nuestras vidas.

El libro de cocina ayurvédica no es un simple libro de recetas sino un manual de salud único, que si se emplea con la comprensión adecuada, puede llegar a conducirnos a una nueva dimensión en el mejoramiento de la salud y el placer de comer.   - Yogi Amrit Desai

Este libro revela recetas simples basadas en principios ayurvédicos que le pueden servir como una guía individualizada en su cocina diaria.   - Dr. Vasant Lad, médico ayurvédico

Este libro, inspirado en la ciencia de la nutrición ayurvédica, puede ayudarle al lector a aprender cómo usar los alimentos para mejorar su calidad de vida.   - Dr. Robert Svoboda, médico ayurvédico

Escrito por Amadea Morningstar y Urmila Desai

Publicado en español por Ayurmed
www.Ayurmed.org   libros@ayurmed.org

CÓMO SANAR SU VIDA

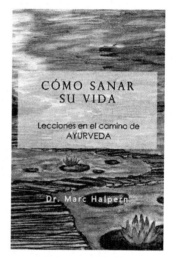

La sanación es un viaje personal. Cada persona desea profundamente ser feliz, saludable y completo, pero lucha alcanzarlos, caminando un paso a la vez. El camino eventualmente conduce a la salud óptima, la paz mental y a una profunda satisfacción en la vida. Ayurveda proporciona una base para el entendimiento propio y ofrece una ruta clara para saber cómo vivir la vida de una manera que apoye el proceso de curación. Este libro le ayudará a desbloquear su potencial curativo. El Dr. Marc Halpern comparte su propio viaje personal de autosanación de un desorden autoinmune que lo paralizó y la fatiga crónica posterior durante siete años. En el camino se revelarán lecciones que cualquiera puede usar para apoyar su propio viaje de curación: las enseñanzas milenarias del Ayurveda.

- Inspírese a alcanzar todo su potencial físico, emocional y espiritual.
- Explore los conocimientos de Ayurveda de una manera personal y significativa.
- Utilice ejercicios prácticos que lo guiarán en el camino.
- Aprenda cómo sanar su vida.

"El **Dr. Marc Halpern** lo guiará en su camino de sanación ayurvédica en este libro de fácil comprensión que le dará el poder para sanarse a sí mismo". - Dr. David Frawley, erudito ayurvédico

Escrito por el Dr. Marc Halpern

Publicado en español por Ayurmed
www.Ayurmed.org   libros@ayurmed.org

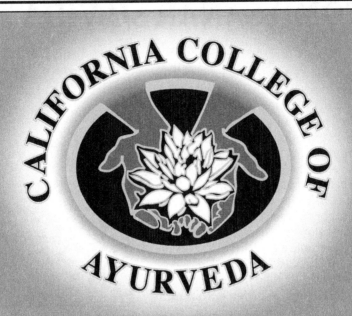

Brindando la educación ayurvédica de la más alta calidad en Occidente

Programas de formación profesional:
Educador de Salud Ayurveda
Profesional y Especialista Clínico
Aplicación clínica de Ayurveda
Prácticas clínicas
Medicinas herbales
Terapias sensoriales
(color, aroma, sonido, masaje)

Cursos de terapias corporales:
Masaje ayurvédico
Shirodhara
Marma: acupresión ayurvédica
Faciales ayurvédicos
Terapia de vapor herbal
Pancha karma
Terapia de Yoga ayurvédica

La salud es el resultado final de una vida en armonía mientras que la enfermedad es el resultado natural de la desarmonía. La curación es el proceso de regresar a la armonía. Dedique su vida ofreciendo un importante servicio a la humanidad: cree armonía en su propia vida y apoye a otros a hacer lo mismo. Nunca ha habido un mejor momento para estudiar Ayurveda. La sociedad como conjunto cada vez está más y más fuera de armonía. Existe una gran necesidad de profesionales. Contáctenos y conozca sus oportunidades profesionales.

Escuela de Ayurveda de California
www.EscuelaAyurveda.com

CPSIA information can be obtained
at www.ICGtesting.com
Printed in the USA
LVOW04s2004120616

492300LV00036B/895/P

9 781478 282167